THOMAS FRANKENBACH

Dein innerer ERNÄHRUNGS-BERATER

Wie wir mit **Somatischer Intelligenz** mehr erreichen als mit jeder Diät

INHALT

ZEIT FÜR DIE WEISHEIT UNSERES KÖRPERS!

Unser Körper weiß mehr, als wir annehmen. Er sagt uns mehr, als wir mitbekommen. Würden wir öfter die Signale beachten, die der Körper uns gibt, würden wir gesünder leben, schneller – und vor allem mit mehr Freude – unser Wohlfühlgewicht erreichen und sogar unser geistiges Leistungsvermögen erhöhen.

Die in unserer schnelllebigen Zeit in Vergessenheit geratene Weisheit unseres Körpers ist eines der spannendsten Felder, mit denen ich mich als Gesundheits- und Ernährungswissenschaftler beschäftigen darf. Auf der Grundlage meiner wissenschaftlichen Arbeit und durch den ständigen Austausch mit meinen Patienten in meiner klinischen Arbeit sowie mit führenden Köpfen aus Ernährung, Medizin und Psychologie habe ich eine achtsamkeitsbasierte Methode entwickelt, die mit Körperübungen, mentalen Übungen und Verhaltenstipps dazu beiträgt, Körper und Geist von einem ungünstigen Ernährungsverhalten zu befreien.

Bereits als Jugendlicher habe ich mich beim Karate mit dem Prinzip der Achtsamkeit beschäftigt. Dieses Prinzip schien mir essenziell, als ich als Erwachsener die Somatische-Intelligenz-Methode (SI-Methode) entwickelte. In den vergangenen zwanzig Jahren durfte ich bei Tausenden Menschen miterleben, wie sich ihr Essverhalten und damit ihr Leben verbesserte, während sie lernten, beim Essen präzise jene Signale wahrzunehmen, die ihnen ihr Körper ständig gab.

Unsere Ernährungsweise ist umso erfolgreicher, je achtsamer wir die Signale unseres Körpers wahrnehmen. Wir leben unser Leben häufig im schnellen Modus und ignorieren unsere

Bedürfnisse, um gut zu funktionieren. Doch nur wer sich die Zeit nimmt, auf die Zeichen des Körpers zu achten, weiß die Weisheit des Körpers zu schätzen, die es ihm schließlich einfach macht, sich gesünder zu ernähren und sein Wunsch- oder Wohlfühlgewicht zu erreichen.

Vielleicht halten Sie, liebe Leserin, lieber Leser, gerade dieses Buch in Ihren Händen, weil Sie körperlich fit und gesund werden oder in Form bleiben wollen. Möglicherweise fühlen Sie sich nicht wohl mit dem Gewicht, das Sie im Moment haben, und möchten es ändern – sowohl Ihr Gewicht als auch Ihr Körpergefühl. Vielleicht machen Ihnen ernst zu nehmende gesundheitliche Probleme zu schaffen, sodass Sie nach Wegen suchen, die verloren gegangene Vitalität und Gesundheit wiederzuerlangen.

All diese Dinge sind die zentralen Fragen des Buchs, und schon jetzt habe ich eine gute Nachricht für Sie: Der Weg in ein gesundes und schlankes Leben führt nicht über strenge Diätpläne und übers Kalorienzählen. Nur eine individuelle Ernährung, die den Bedürfnissen des eigenen Körpers gerecht wird, bringt langfristigen Erfolg.

Beim Erreichen dieses Erfolges soll dieses Buch eine Stütze für Sie sein. Sie werden eine längst in Ihnen schlummernde Gabe neu für sich entdecken. Sie werden dabei unterstützt, sich selbst zu helfen und herauszufinden, wie eine gesunde und schlanke Ernährung ganz individuell für Sie aussieht.

Die Folgen einer Ernährung, die nicht zu den individuellen Bedürfnissen unseres Körpers passt, können verheerend sein. Sie kann unsere Lebenseinstellung negativ beeinflussen, zu Suchterkrankungen führen und psychische Probleme schaffen – oder verstärken. Auch kann eine unpassende Ernährung zu starkem Übergewicht führen, Auslöser von Schmerzen und Immunproblemen sein sowie zu zahlreichen selbstzerstörerischen Erkrankungen des Stoffwechsels und der Organe führen. Auch ein

Abfall an Lebensenergie, gesteigerte Erschöpfbarkeit, Konzentrationsstörungen und geminderte Schlafqualität sind oft direkte Folgen einer unpassenden Ernährungsweise.

Doch zum Glück können wir uns von einem unpassenden Ernährungsverhalten verabschieden. Ich habe festgestellt, dass es oft Nuancen sind, die darüber entscheiden, wie wir uns gesundheitlich entwickeln. Entscheidende Nuancen, die oft so unscheinbar sind, dass wir dazu neigen, sie zu übersehen.

In der Hoffnung, uns gut zu ernähren, fokussieren wir uns oft stark darauf, einer festen Diät zu folgen, bestimmte »gute Nahrungsmittel« zu essen und andere zu meiden. Um wirklich zu einer dauerhaft besseren Ernährungsweise zu finden, sollten wir uns nicht fragen, was auf einer Liste steht, sondern wonach unser Körper verlangt. Er ist der Experte für das, was gut für uns ist.

Immer mehr Erkenntnisse aus der Forschung belegen, dass die Ernährungsbedürfnisse von Menschen sich zum Teil so stark voneinander unterscheiden, dass es einheitliche Empfehlungen für alle Menschen kaum geben kann. So kann eine Ernährungsweise, die den einen gesund und in Form hält, beim anderen bereits zu gesundheitlichen Problemen und Übergewicht führen.

Die Wissenschaft führt uns vor Augen, dass der Körper in der Lage ist, uns bei der Auswahl unseres Essens verlässlich zu helfen: sowohl wenn es um die richtige Menge geht als auch in Bezug auf die passenden Nährstoffe und den richtigen Zeitpunkt unseres Essens.

Welche wichtige Rolle für eine gesunde Ernährung nicht nur unser Kopfhirn, sondern auch unser Bauchhirn – also die riesige Menge an Nervenzellen unseres Verdauungstrakts – spielt, ist aus meiner Sicht eine der wertvollsten Erkenntnisse unserer Tage: Die moderne Embodimentforschung, die das Verhältnis von Bewusstsein und Körper untersucht, hat festgehalten, dass das Wahrnehmen und Erkennen von Signalen, die der Körper uns gibt, es uns erleichtert, dauerhaft unser Ernährungsverhalten zu verbessern. Diese Erkenntnis ist extrem wichtig, wenn man bedenkt, dass die Ernährungsberatung noch immer weitgehend auf intellektuelles Umlernen zur Änderung des Essverhaltens setzt. Ziel war bislang, dem Klienten durch Ernährungstipps und rationale Empfehlungen dabei zu helfen, sein Essverhalten zu ändern.

Dauerhafte Veränderungen werden oft nicht durch nüchterne Erkenntnisse oder rational vorgetragene Ernährungstipps ausgelöst, also eben nicht dadurch, dass wir allein unser Kopfhirn beanspruchen. Sie passieren nicht von oben nach unten, sondern von unten nach oben. Wir sind lernfähiger, wenn wir unsere körperlichen Empfindungen achtsam wahrnehmen und diese uns vom Verdauungstrakt und den mit ihm verbundenen Sinnesorganen buchstäblich »zu Kopf steigen«.

Die Fähigkeit des Organismus, uns anhand von Körpersignalen zu zeigen, welches Essen gerade im Moment zu uns passt und welches nicht, nenne ich Somatische Intelligenz: die Weisheit des Körpers.

Viele von uns haben jedoch im Laufe ihres Lebens verlernt, beim Essen die Signale des Körpers achtsam wahrzunehmen. Doch wir können lernen, die Stimme des Körpers wieder wahrzunehmen und für uns zu nutzen. Folgendes können wir dabei gewinnen:

- ◇ Wir spüren wieder, wann wir wirklich satt sind, statt uns zu überessen.
- ◇ Unser Gewicht und die Körperzusammensetzung harmonisieren sich.
- ◇ Der Stoffwechsel kommt ins Gleichgewicht.
- ◇ Figur, Haut, Immunsystem und letztlich der Zustand aller Organsysteme verbessern sich.
- ◇ Unser Wohlbefinden, sowohl körperlich als auch psychisch, wird gesteigert.

Wenn Sie sich auf die SI-Methode einlassen, beginnt Ihr Veränderungsprozess bereits am ersten Tag. Wenn Sie weitermachen und die Übungen, die ich Ihnen vorstellen werde, in den nächsten Wochen und Monaten kontinuierlich anwenden, werden Sie einen nachhaltigen Veränderungsprozess erleben.

Doch nicht allein die praktischen Übungen, sondern auch die neuesten wissenschaftlichen Erkenntnisse, die ich Ihnen präsentieren werde, sowie die Erfahrungsberichte aus meiner therapeutischen Praxis werden Sie dabei unterstützen, den Sinn für Ihre Körperintelligenz wiederzuerlangen.

Ganz gleich, welche Ernährungsform wir auch gerade praktizieren – ob wir vollwertig essen, Vegetarier oder Rohköstler sind, ob wir Low Carb bevorzugen, koscher, halal oder von allem etwas essen: Wir können die SI-Methode und ihre Übungen mit jeder Kostform durchführen und auf diese Weise unsere Ernährungsweise an unsere ganz individuellen Bedürfnisse anpassen.

Ich wünsche Ihnen, liebe Leserin, lieber Leser, viel Lust bei der Lektüre und auch viel Freude bei der Expedition in die Ernährungsweise, die zu Ihnen persönlich passt und Ihnen gesunde Lebensjahre beschert!

DIE SOMATISCHE-INTELLIGENZ-METHODE – WAS IST DAS?

Sophie hatte schon viele Methoden ausprobiert, um ihr Körpergewicht in den Griff zu bekommen. Seit Ewigkeiten wollte sie ihre Ernährung verbessern und die immer wiederkehrenden Essattacken besiegen. Wie oft hatte sie schon diesen Vorsatz gefasst!

Mehrere Ernährungsberater und Therapeuten hatte sie aufgesucht und zahlreiche Diäten in Angriff genommen. Ihr war viel versprochen worden, aber wenig hatte geholfen.

Letztlich hatte ihr kein einziger dieser Versuche eine dauerhafte Erleichterung gebracht. Und weil sie schon so oft gescheitert war, wurde sie hart gegen sich selbst und begann schließlich, an ihrem Durchhaltevermögen zu zweifeln. Sie überzog sich selbst immer öfter mit Diagnosen wie »Selbstsaboteurin«, »undiszipliniert«, »völlig unfähig«, »Versagerin« – und mit dem Klassiker »selbst schuld«.

In den Phasen, in denen sie besonders viel und unkontrolliert aß und trank, traten zusätzliche Probleme auf den Plan, als wenn die Unzufriedenheit mit sich selbst nicht schon genug gewesen wäre. Sie bekam unreine Haut, Magenschmerzen und es machten ihr oft Infekte zu schaffen. Sie litt immer öfter an Erschöpfung. Schon frühmorgens hatte sie das Gefühl, vor lauter Abgeschlagenheit nicht in den Tag starten zu können.

Hinzu kam, dass sie zunehmend ein Gefühl der Unsicherheit verspürte in einem mittlerweile für sie völlig undurchsichtig gewordenen Dschungel aus Diät- und Ernährungsempfehlungen.

Gab es – trotz aller Frustration – da draußen vielleicht doch noch eine Ernährungsvariante, die ihr helfen konnte? Und wenn ja, welche Diät war es, die sie noch nicht probiert hatte? Oder war sie doch einfach nur unfähig? War sie selbst schuld? Sie war – wie so viele andere auch – ratlos.

DIE SI-METHODE: EINE NEUE SICHT AUF DIE ERNÄHRUNG

Dann hörte Sophie von der Somatischen Intelligenz. Sie erfuhr, dass unsere Intelligenz sich nicht allein auf die Leistungen des Gehirns beschränkt und dass alles unterhalb unseres Denkzentrums ständig – vor allem beim Essen und Trinken – mitdenkt. Sophie fand heraus, dass die Somatische-Intelligenz-Methode (SI) eine besondere Art des Achtens auf die eigenen Körpersignale beim Essen ist – basierend auf fundierten wissenschaftlichen Erkenntnissen und kombiniert mit einer Haltung des Wohlwollens und der Wertschätzung sich selbst und den eigenen Bedürfnissen gegenüber. Ganz ohne Diätregeln. Mit einer erhöhten Achtsamkeit für die Signale des eigenen Körpers.

Sophie hatte Zweifel, aber sie ließ sich darauf ein.

Die SI-Methode ist die Kunst, die Ernährungsbedürfnisse des Körpers so deutlich zu erkennen, dass es zu einem tief gefühlten Bedürfnis wird, nur noch so zu essen, dass es dem Körper auch wirklich passt. Wer sich diese erhöhte Achtsamkeit für seinen Körper aneignet, isst nur so viel, wie der Körper wirklich braucht. Zu dem Zeitpunkt, der am besten ist.

ALLES, WAS DU BRAUCHST, BIST DU SELBST

Wir können sagen, dass die SI-Methode eine Art Zwiesprache mit dem eigenen Körper ist. Obgleich immer mehr Therapeuten und Ernährungsberater die SI-Methode in ihre Arbeit integrieren, kann man die in diesem Buch beschriebenen Techniken auch ohne einen Therapeuten oder Coach für sich nutzen.

Als Sophie zu ihrer ersten SI-Sitzung zu mir kam und mir von ihrer Situation berichtete, hatte ich das starke Gefühl, dass die Methode ihr helfen könnte. Über die Jahre durfte ich die Übungen der SI-Methode nicht nur entwickeln, sondern sie zugleich auch mehreren Hundert Menschen beibringen.

Sophies Umstände waren klassisch: Ihr Körper gab ihr in Sachen Essen und Trinken bereits ganz klare Signale. Sie brauchte nur noch zu lernen, die Botschaft des Körpers zu verstehen.

Ich fragte sie, ob wir eine kleine Meditation machen könnten, die sich mit ihrer letzten Mahlzeit vor unserer Sitzung beschäftige. Sie willigte ein, und wir machten zusammen eine der grundlegenden SI-Übungen. Ich nenne diese Übung *Gerade gegessen*.

In den nächsten fünf Minuten begann Sophie, sich bewusst zu machen, auf welche Art sie ihr Mittagessen, das etwa eine Stunde zurücklag, gegessen hatte. Und wie in verschiedenen Bereichen ihres Körpers ihre Reaktionen darauf gewesen waren. Dabei fielen ihr einige scheinbare Kleinigkeiten auf, die ihre Art zu essen ab sofort vollkommen verändern sollten.

Sie nahm plötzlich deutliche Reize und Reaktionen im Mund, in der Nase, im Magen wahr. Sie wurde sich sogar einiger Auffälligkeiten in ihrem Verhalten und ihrer Stimmung bewusst, die definitiv mit ihrem Mittagessen in Zusammenhang standen. Körpersignale, die sie nun wahrnehmen konnte, die immer schon da gewesen waren, obwohl sie vorher nie auf sie geachtet hatte.

In dieser Sitzung bekam sie keine Diätvorschriften, keinen Ernährungsplan. Nur eine kurze Meditation, die sie dazu einlud, sich achtsam dem Moment zuzuwenden, in dem sie die letzte Mahlzeit zu sich genommen hatte.

Sich so mit Essen zu beschäftigen war eine völlig neue Herangehensweise für Sophie. »Ich habe nie zuvor versucht«, sagte sie mir, »den Moment des Essens so wahrzunehmen.«

Ich gab Sophie mit auf den Weg, dass sie von nun an ganz anders vorgehen muss. Dass es nun um das Sichzuwenden geht. Dass sie sich ihre körperlichen Reaktionen und auch die Gefühle beim Essen von nun an genau wahrnehmen muss. Dass sie zulassen muss, was da ist. Diese Haltung brachte sie weiter.

DER KÖRPER WEISS, WAS ER BRAUCHT

Es brauchte ein bisschen Zeit, bis Sophie die für sie neue Übung für sich selbst durchführen konnte. Doch recht bald trat eine deutliche Veränderung in ihrem Essverhalten ein: Sie begann, immer klarer wahrzunehmen, dass bestimmte Nahrungsmittel, die sie regelmäßig aß, für sie überhaupt nicht gut rochen. Bei anderen spürte sie, dass sie, obgleich sie sie regelmäßig aß, überhaupt keine Lust auf sie hatte. Auch gewann sie ein tief gefühltes Verständnis dafür, dass etliche Nahrungsmittel, die sie früher ständig gegessen hatte, ihr überhaupt nicht gut bekamen.

Je klarer bei ihr dieses tief gefühlte Verständnis dafür wurde, desto öfter ließ sie mit der Zeit genau diese Nahrungsmittel und Gerichte weg. Hingegen konnte sie bei anderen Nahrungsmitteln immer besser spüren, wie gut sie ihr taten, wie sie sie tief befriedigten und wie viel mehr Energie sie hatte, wenn sie von ihnen aß. Ganz ohne sich dazu zu zwingen, sondern weil es ihr einfach nur selbstverständlich erschien.

Immer häufiger konnte sie nun spüren, wenn sie satt war, und hörte dann auch auf zu essen – statt wie früher einfach weiterzuessen oder sich noch einen Nachschlag zu holen. Immer klarer wurde ihr außerdem ihr sehr hastiges Esstempo, das nicht nur dazu geführt hatte, dass sie viel größere Mengen aß als bei langsamem Essen, sondern auch dazu, dass sie ihr Essen oft nur ungenügend einspeichelte, was dazu führte, dass bei ihr Magen, Darm und Nerven dadurch chronisch überlastet waren.

»Wow!«, sagte Sophie zu mir während einer Sitzung. »Ich hätte mir niemals auch nur erträumt, dass es so einfach ist, im Einklang mit meinem Körper zu essen und zu trinken.«

In den kommenden Wochen veränderte sich Sophies Essverhalten so grundlegend wie noch nie zuvor in ihrem Leben. Je mehr sie im Einklang mit ihren wirklichen Bedürfnissen zu essen lernte, desto mehr veränderte sie sich auch körperlich: Wie von selbst wurde sie das ein oder andere Kilo Fett los, ihre Figur empfand sie als harmonischer. Sie nahm ab und erreichte ihr Wohlfühlgewicht. Die Haut war jetzt klarer, das Immunsystem stärker, sie wirkte entspannt, selbstsicher und fühlte sich wohl.

GEGEN DIE ÜBERFORDERUNG: »MEINE KÖRPERSIGNALE PASSEN AUF MICH AUF«

Je genauer Sophie nun auf ihre wahren Bedürfnisse beim Essen achtete, desto besser und leichter kam sie auch in anderen Lebensbereichen zurecht: im Akzeptieren ihres Körpers, in der Partnerschaft, in der Familie und auf der Arbeit.

Wann immer wir auf Dauer zu viel essen, zu viel arbeiten, uns zu viel zumuten, wenn wir mehr essen, als gut für uns wäre, ist das dahinterliegende Verhaltensmuster die Überforderung. Wir überfordern unseren Körper, indem wir ihm zu viel oder die falsche Nahrung zuführen.

Sophies Augen glänzten, als sie mir sagte: »Ich achte nicht mehr so viel darauf, ob das, was ich esse, laut Experten gut oder schlecht ist. Dafür achte ich umso mehr darauf, was das Nahrungsmittel mit *mir* macht. Und das ist die Lösung für mich. Und wenn ich etwas esse, das gut zu mir passt, dann merke ich, wie sich ein gutes, warmes, zufriedenes Gefühl in meinem Körper ausbreitet. Wie ich mich dadurch gestärkt fühle und nicht schlechter. Das ist wirklich erstaunlich. Ich hätte niemals gedacht, dass ich mich so positiv verändern würde.«

WIE WIRKT DIE SI-METHODE?

Die Somatische-Intelligenz-Methode ist wie gesagt keine Diät. Die SI-Methode ist ein Werkzeug, das Menschen dabei hilft, die eigenen Bedürfnisse beim Essen und Trinken wieder genau spüren zu lernen. Anhand von einfachen und dennoch sehr wirkungsvollen Techniken lernen Sie, zielgerichtet Signale des Körpers wie Sättigung, Bekömmlichkeit und Reizungen an der Mundschleimhaut zu erkennen. Der Effekt ist eine Verbesserung des Ernährungsverhaltens.

Wer zum Beispiel seinen Sättigungsreiz nicht mehr spürt, kann ihn so wieder rechtzeitig wahrnehmen lernen. Wer dadurch, dass er seinen Sättigungsreiz immer wieder übergeht, zu viel isst und dadurch übergewichtig geworden ist, kann mithilfe der SI-Methode abnehmen.

Doch unsere Körperintelligenz leistet sehr viel mehr. Auch viele ernährungsbedingte Erkrankungen und Gesundheitsprobleme sowie die körperliche und geistige Fitness werden positiv beeinflusst. Und nicht zuletzt bewirkt ein besseres Körpergefühl beim Essen die Stärkung des Selbstbewusstseins und des Wohlbefindens. Dauerhaft.

ACHTSAMKEIT KOMBINIERT MIT ERNÄHRUNGSWISSEN

Die SI-Methode ist weit mehr als ein achtsames Wahrnehmen beim Essen. Neben den praktischen Übungen zur Selbstwahrnehmung brauchen wir außerdem ein fundiertes Wissen über Nahrungsmittel, um zu verstehen, weshalb bei Weitem nicht jeder Mensch dieselben Ernährungsbedürfnisse hat und warum diese zum Teil erheblich voneinander abweichen können.

Die Übungen der SI-Methode wurden so entwickelt, dass sie Ihnen dabei helfen, die vom Körper ausgesandten Zeichen auszuwerten. Sie sind hochwirksam und zugleich einfach. Das Üben geschieht in Leichtigkeit, in Wertschätzung und in Anerkennung sich selbst und den eigenen Bedürfnissen gegenüber. Mit zunehmendem Üben fällt es Ihnen so von Mal zu Mal leichter, die Signale des Körpers beim Essen klarer wahrzunehmen. Das führt dazu, dass Sie immer selbstverständlicher spüren,

- ◇ welches Essen Ihnen bekommt und welches nicht,
- ◇ wann Sie Ihren Sättigungspunkt erreicht haben, wie viel wirklich zu Ihnen passt und ab wann es zu viel ist,
- ◇ wann für Sie der richtige Moment zum Essen ist und wann nicht.

Die SI-Methode ist eine Methode, die man effektiv bei Ernährungsproblemen, ernährungsbedingten Erkrankungen, bei Erschöpfung und Burnout sowie zum Erlernen einer gesundheitsförderlichen Lebensweise einsetzen kann.

Eine Vielfalt an praktischen Übungen und griffig aufbereitetes, fundiertes Wissen ergänzen sich hierbei zu einer stimmigen Methode, die Sie wirksam bei sich selbst anwenden können und die erfolgreich in der Therapie und in der Beratung eingesetzt wird.

Wissenschaftliche Untersuchungen, Studien und die langjährige klinische Erfahrung von Therapeuten, Trainern und Beratern, die mit der SI-Methode arbeiten, bestätigen mittlerweile ihre verblüffende Wirksamkeit. Die hohe Akzeptanz sowohl bei Patienten als auch bei Selbstanwendern spricht für sich.[1]

ÜBERBLICK: MERKMALE DER SOMATISCHE-INTELLIGENZ-METHODE

- ◇ Die SI-Methode ist keine Trenddiät.
- ◇ Bei der SI-Methode gibt es keine Ernährungsregeln, die es einzuhalten gilt.
- ◇ Wir trainieren die Fähigkeit zu spüren, was, wann und wie viel wir an Nahrung brauchen. Wir lernen somit, auf die wirklichen Bedürfnisse des Körpers einzugehen.
- ◇ Die SI-Methode ist realistisch und umsetzbar: Es geht darum, beim Essen ins Spüren zu kommen. Es geht nicht um ein »Essen nach Schablone«.
- ◇ Die Fähigkeiten, die wir mit der SI-Methode erlernen, sind von Dauer. Einmal erlernt, können wir sie ein Leben lang anwenden.
- ◇ Die SI-Methode kann jeder Mensch anwenden. Ganz gleich, ob man Mischköstler oder Vegetarier ist, ganz gleich, ob man vollwertig, Low Carb, halal oder nach Kaschrut isst.
- ◇ Wir fühlen uns bei der Anwendung der SI-Methode nicht bevormundet, eingeschränkt oder energielos.
- ◇ Es funktioniert! Anwender wie auch Forschungsdaten belegen, dass besonnenes Essen effektiv hilft, mit emotionalem Überessen, Gewichtsproblemen, Typ-2-Diabetes und weiteren ernährungsbedingten Erkrankungen positiv umzugehen.

DIÄT UND SI-METHODE IM VERGLEICH

DIÄT	SOMATISCHE-INTELLIGENZ-METHODE
Prinzip: Veränderung durch Willenskraft.	Prinzip: Veränderung durch Gewahrsein.
Selbstbeschränkung: Es müssen Regeln und Dogmen eingehalten werden.	Leichtigkeit: Die Veränderung geschieht von selbst, je besser die Selbstwahrnehmung trainiert wird.
Körpersignale werden (bewusst oder unbewusst) ignoriert.	Körpersignale werden beachtet.
Konformität, Vermeidung, Rigidität.	Selbstwirksamkeit, Selbsterkundung, Selbsterkenntnis, Selbstfürsorge.
Zählen und Vermessen von Kalorien, Mengen oder Punkten.	Erkennen der eigenen Bedürfnisse und der für einen selbst infrage kommenden Mengen.
Kontrolle der eigenen Bedürfnisse.	Flexibler Umgang mit den eigenen Bedürfnissen.
Kurzfristiges Ziel.	Langfristiges Ziel.
Schuldgefühle bei Abweichung.	Wohlwollender und wertschätzender Umgang mit sich selbst, auch bei Fehlern.
Diätregeln stehen im Vordergrund.	Die tatsächlichen Bedürfnisse stehen im Vordergrund.

MERKMALE VON UNBESONNENEM ESSEN

- ◇ Essen aus Langeweile, Stress, Angst (und nicht wirklich aufgrund von Hunger).
- ◇ Knabbern, Mampfen und Essanfälle vor dem Fernseher.
- ◇ Essen, während man gleichzeitig etwas anderes macht oder abgelenkt ist (beim Autofahren, Gehen, Arbeiten oder Lesen).
- ◇ Essen ohne Dankbarkeit und Wertschätzung für das Essen.
- ◇ Essen in Unruhe oder Hetze.
- ◇ Wir essen etwas nur, weil es gerade da ist oder gut aussieht und nicht, weil unser Körper uns zeigt, dass die Mahlzeit wirklich zu unseren Bedürfnissen passt.

Zum Verständnis: Unbesonnenes Essen darf vorkommen und sollte *nicht bekämpft* werden. Wir werden uns in diesem Buch damit beschäftigen, wie man konstruktiv damit umgehen und es sogar für sich nutzen kann. Denn wann immer unbesonnenes Essen auftritt, gibt es auch einen Grund dafür.

Unbesonnenes Essen sollte, wenn es erkannt wird, zugelassen werden. Allein das Erkennen dieses Verhaltens ist viel wert und sogar eine wichtige Voraussetzung für alle weiteren Schritte. Achten Sie dabei darauf, sich für dieses Verhalten nicht zu verurteilen oder abzuwerten. In der nächsten Zeit genügt es vollkommen, Merkmale von unbesonnenem Essen einfach nur wahrzunehmen.

MERKMALE VON BESONNENEM ESSEN

- Besonnenes Essen hat mit der Einhaltung von Diätregeln nichts zu tun.
- Es geht darum, beim Essen ins präzise Spüren zu kommen: Was sagen mir meine Körpersignale über mein Essen? Passt es zu mir in Art, Menge und Zeitpunkt?
- Es kommt nicht nur darauf an, *was* man isst, sondern auch darauf, *wie* man isst (auf die innere Haltung sich selbst und dem Essen gegenüber).
- Wir achten auf unser Esstempo und können es beurteilen (zu schnell, zu langsam oder gerade richtig).
- Wir sind beim Essen ganz im Hier und Jetzt, wir essen jeden Bissen bewusst.
- Wir können unser Essen in Dankbarkeit und Wertschätzung einnehmen, etwa mithilfe eines (individuellen) Tischgebets.
- Wir können unseren Hunger auf einer Skala einschätzen (null = *gar nicht hungrig* bis zehn = *mehr Hunger geht nicht*).
- Wir können unser Essen mit allen Sinnen genießen – vom Aussehen her, geruchlich, geschmacklich, vom Mundgefühl und auch in Sachen Bekömmlichkeit.
- Im Falle eines Fehltritts beim Essen lassen wir Schuldgefühle und Selbstabwertungen los. Stattdessen nutzen wir den Fehler für unsere Ziele, wenn wir merken, dass uns etwas nicht bekommt.

Viele Menschen haben es im Laufe ihres Lebens immer mehr verlernt, besonnen zu essen. Daraus können zahlreiche Probleme entstehen. Körperlich, geistig und seelisch. Je besser Sie Ihre Körperintelligenz trainieren, desto höher ist die Wahrscheinlichkeit, dass Sie immer häufiger ins besonnene Essen kommen – inklusive all der Vorteile, die uns dies bietet.

DIE ENTDECKUNG DES KÖRPERGEFÜHLS

In mehr als zwanzig Jahren durfte ich als Körpertherapeut und Ernährungsberater gemeinsam mit meinen Patienten und Klienten in meiner klinischen Arbeit eine Ernährungsmethode entwickeln, die nicht primär auf Ernährungstipps und Diätempfehlungen beruht, sondern auf einem systematischen Training des Körpergefühls beim Essen und Trinken.

Die Wirkungen, die ich dabei zuerst an mir selbst und später in der Arbeit mit meinen Patienten und Klienten erfahren durfte, waren für mich, ohne zu übertreiben, bahnbrechend. Viele sogenannte »austherapierte« Menschen, die schon lange jegliche Hoffnung auf ein gesundes, natürliches Essverhalten aufgegeben hatten, konnten über diesen Ansatz wieder zu einem ausgeglichenen, natürlichen Essverhalten finden und dieses auch beibehalten.

Meine Beobachtungen konnten zeigen: Je besser ein Mensch die Fähigkeit ausgebildet hat, diese feinen Impulse beim Essen zu spüren, desto seltener treten bei ihm Ernährungsprobleme auf.

WARUM DIE KÖRPERWAHRNEHMUNG UNSER LEBEN VERBESSERT

In den frühen 1960er Jahren begann Eugene T. Gentlin, Professor an der Universität von Chicago, das Phänomen zu erforschen, weshalb Psychotherapie für manche Menschen hilfreich ist, während sie bei anderen keine Verbesserung bringt. Er begann mit seinem Team, Hunderte Aufnahmen von Therapiesitzungen zu studieren. Sie untersuchten jeweils die gesamten Verläufe, von der ersten Sitzung bis zur letzten, mit vielen verschiedenen Therapeuten und Klienten. Dann fragten sie sowohl die Therapeuten als auch die Klienten, ob die Therapie erfolgreich war oder nicht. Zudem verwendeten sie psychologische Tests, um einzustufen, ob eine positive Veränderung eingesetzt hatte oder nicht.

Es gab also zwei Arten von Therapieverläufen: erfolgreiche und nicht erfolgreiche Psychotherapie. Die Forscher verglichen nun die Bänder, um herauszufinden, was den Unterschied zwischen Erfolg und ausbleibendem Erfolg ausmachte. Es bestand die Annahme, dass etwas an dem Verhalten des Therapeuten war, das dafür verantwortlich war, ob die Therapie erfolgreich war oder nicht. Sicherlich, so die erste Annahme, mussten die Therapeuten in der erfolgreichen Gruppe empathischer gewesen sein, vielleicht auch authentischer, wertschätzender oder brillanter. Doch überraschenderweise gab es keine signifikanten Unterschiede im Verhalten der Therapeuten. In beiden Gruppen unterschieden sich die Therapeuten kaum. Sie taten ihr Bestes – und manche Klienten machten Fortschritte, während bei anderen Klienten die Erfolge ausblieben.

FORTSCHRITT DURCH KÖRPERWAHRNEHMUNG

Nun widmeten sich die Forscher den Klienten. Und hier machten sie eine faszinierende und wichtige Entdeckung: Es gab eindeutig einen Unterschied zwischen den erfolgreichen Klienten und den weniger erfolgreichen – ein Unterschied auf einer Ebene, mit der man zuvor nicht gerechnet hatte.

Ab einem gewissen Punkt in der Sitzung begannen die erfolgreichen Therapieklienten, ihr Sprechtempo zu verlangsamen. Mit Worten schienen sie sich plötzlich nicht mehr so gut ausdrücken zu können. Sie fingen an, besonnen nach Worten zu suchen, die ihre Gefühle genau ausdrücken sollten.

»Hmm ... wie kann ich das beschreiben?«, war da zu hören, »es fühlt sich genau hier an, als ob ... hmm ... es ist, es ist nicht genau ein Kratzen, es fühlt sich ein bisschen an wie ...« Oft merkten die Klienten an, dass sie gerade in bestimmten, klar definierten Bereichen des Körpers eine Empfindung wahrnehmen konnten. »Gerade spüre ich etwas in meiner Brust.« Oder: »Ich habe gerade dieses Gefühl im Bauch.«

Einerseits also schien es, als hätten diese Patienten größere Probleme gehabt. Doch ausgerechnet diejenigen, die nicht die richtigen Worte fanden, waren im Vorteil, weil sie während der Sitzungen in der Lage gewesen sind, Körperempfindung wahrzunehmen.

Im Kontrast dazu blieben die nicht so erfolgreichen Klienten während der gesamten Sitzung wortgewandt und konnten sich klar ausdrücken. Sie blieben sozusagen »im Kopf« und waren sich des Körpers nicht gewahr. Und sie spürten auch nichts an sich, das zuerst schwer zu beschreiben gewesen wäre. Egal wie sehr sie ihre Probleme auch theoretisch analysierten oder erklärten oder über sie nachdachten oder sie beweinten – ihre Therapie war letztlich nicht erfolgreich, solange die Körperempfindungen nicht miteinbezogen wurden. Unter dieser Einsicht nahm in den 1960er Jahren die Entwicklung der hochwirksamen körperorientierten Psychotherapieverfahren ihren Lauf.[2]

Zuerst dachte man, dass diese Fähigkeit zum *Hineinspüren in den Körper* nur in der Psychotherapie hilfreich sein würde. Doch dann entdeckten Gentlin und andere Therapeuten, dass man das Hineinspüren auch für andere Zwecke einsetzen könnte, als eine Art Selbsthilfemethode auch außerhalb der Psychotherapie. Etwa, um Entscheidungen zu treffen, um kreative Projekte gelingen zu lassen. Meine mittlerweile über zwanzigjährige Erfahrung in Klinik, Wissenschaft und Forschung zeigt, dass das Hineinspüren in den Körper uns zudem dabei hilft, die für uns passende Ernährungsweise zu finden.

Man geht immer wieder von der Vorstellung aus, dass Verbesserungen im Essverhalten vor allem durch Einsicht und Verständnis passieren. Es hat sich jedoch herausgestellt, dass rein rational vermittelte Ernährungsempfehlungen Menschen mit einem Ernährungs- oder Gewichtsproblem bei der Lösung ihrer Probleme nur begrenzt helfen können. Oft gelingt es den Betroffenen damit nicht, ihre Lebens- und Ernährungsweise dauerhaft zu verbessern.

DIE GESETZE VON »BOTTOM-UP« UND »TOP-DOWN«

Dauerhafte Veränderungen, so erkannte das Team um Gentlin, werden nicht durch nüchterne Erkenntnisse oder rational vorgetragene Ernährungstipps ausgelöst.

Sie passieren nicht von oben nach unten, sondern von unten nach oben: Unsere Ratio kann uns nichts aufzwingen, wir sind lernfähiger, wenn unsere körperlichen Empfindungen achtsam wahrgenommen werden und uns somit »zu Kopf steigen«. Körper und Geist müssen im Austausch miteinander sein, psychologisch gesprochen geht es um die Wechselbeziehung zwischen Top-down- und Bottom-up-Verarbeitung. Als fühlende Wesen haben wir die Fähigkeit zu einer lebendigen Balance von Instinkt und Vernunft.[3]

WIE DIE SI-METHODE ENTSTANDEN IST

In den ersten Jahren, in denen ich die SI-Methode zu entwickeln begann, war ich zunächst damit beschäftigt, Erfahrungen an mir selbst zu machen und diese so genau wie nur möglich auszuwerten.

Obwohl ich täglich reichlich Obst und Gemüse aß, durchlebte ich bis dahin über Jahre hinweg regelmäßige Fressorgien mit stark verarbeiteter Kost. Beutelweise Gummibärchen, Kaubonbons und gleich mehrere Tafeln Schokolade auf einmal waren für mich keine Seltenheit, sondern ganz besonders an Tagen mit hoher Stressbelastung beinahe schon an der Tagesordnung. Von heute aus betrachtet verwundert es mich nicht, wie oft mir Probleme mit dem Immunsystem zu schaffen machten: häufige Infekte der Atemwege, Entzündungen der Nasennebenhöhlen, sogenannte Erkältungen und eine schwere Akne, der, so schien es mir damals, mit nichts beizukommen war.

Zudem war ich oft innerlich unruhig und unkonzentriert. Da ich jedoch körperlich durch tägliches Training in einem ausgezeichneten Fitnesszustand war, wurde ich trotz der vielen Kalorien nicht dick. Doch meine innere Unruhe und die Probleme mit meinem Immunsystem waren eindeutige Zeichen, dass sich etwas ändern musste.

Obwohl ich studierter Ernährungswissenschaftler und professioneller Ernährungsberater war, hatte ich kein einziges wirklich wirksames Werkzeug zur Verfügung, um diese stets wiederkehrenden, zum Teil drastischen Ernährungsfehltritte auch nur einzuschränken, geschweige denn, sie mir abzugewöhnen.

Indem ich damit begann, meine Körperwahrnehmung beim Essen zu trainieren, merkte ich, wie sich dadurch vieles in meinem Leben zum Besseren veränderte. Ich merkte, wie ich in meinem eigenen Ernährungsverhalten immer klarer und selbstbewusster wurde und wie mir Verhaltensänderungen beim Essen auf einmal mit einer Leichtigkeit gelangen, wie sie mir zuvor, auch unter noch so großen Anstrengungen und Entbehrungen, nicht möglich gewesen waren.

Zugleich musste ich feststellen, dass, wie in all den Jahren zuvor bei mir selbst, auch meine Patienten und Klienten ihren Essattacken mit zu viel vom falschen Essen machtlos ausgeliefert waren. Die tägliche Arbeit mit den gewohnten *Dos* und

Don'ts, mit Empfehlungen, welche Nahrung »gut« und welche »schlecht« ist, war in vielen Fällen wirkungslos.

Oft wünschten sich meine Patienten nichts sehnlicher, als endlich ihr Gewicht zu reduzieren oder ihre Essattacken in den Griff zu bekommen. Durch die meist durchaus logisch erscheinenden offiziellen Empfehlungen und Diättipps gelangen ihnen meist nur kurzfristige, kleine Erfolge. Mittel- und langfristig jedoch machten es diese dogmatischen, pauschalen Empfehlungen oft nur noch schlimmer. Oft schon Monate nach der vermeintlichen Besserung brach das alte Verhalten wieder durch, und der allseits bekannte Jo-Jo-Effekt katapultierte meine Patienten nur umso schlimmer in ihre alten Gewichtsprobleme zurück.

Und so begann ich im nächsten Schritt zuerst im ganz Kleinen damit, einfache Übungen zur Körperwahrnehmung in meine Patientenschulungen und in Einzelsitzungen einzubeziehen. Zuerst verwendete ich sogenannte Basisübungen, mit denen wir unser Körpergefühl von Kopf bis Fuß ganz allgemein verbessern können. Mit der Zeit entwickelten sich daraus solche Übungen, mit denen wir ganz speziell die Selbstwahrnehmung rund ums Essen und Trinken trainieren konnten: die Ernährungsübungen.

Mithilfe dieser Übungen gelang es Menschen teilweise zum ersten Mal seit Jahrzehnten wieder, rechtzeitig ihren eigenen Sättigungspunkt zu spüren. Anderen war es erstmalig wieder möglich, anhand ihrer Sinne schon vor dem Essen genau zu erfassen, welche Nahrung für sie gerade bedarfsgerecht war und welche eher schädigend wirken würde. Und viele konnten sogar den richtigen Zeitpunkt fürs Essen zum ersten Mal nach Jahren wieder für sich spüren. Sie waren wieder in der Lage, mit Leichtigkeit, Frische und einer tief gefühlten Sicherheit so zu essen, dass es wirklich zu ihnen passte. Etliche von ihnen konnten so – nach Jahren der Verunsicherung durch letztlich wirkungslose Diäten und Trends – endlich ihr individuelles Wohlfühlgewicht erreichen und auch andere gesundheitliche Probleme günstig beeinflussen.

In all den Jahren des behutsamen Ausprobierens, sowohl in meiner Klinik als auch in meiner Arbeit in der wissenschaftlichen Forschung, gewann ich im ständigen Austausch mit meinen Klienten einen immer klareren Eindruck von dem, was Menschen auf ihrem individuellen Weg zu einem passenden Ernährungsverhalten weiterbringen kann.

So entstand über die Jahre die Somatische-Intelligenz-Methode. Sie ist erstaunlich einfach in ihrer Anwendung und effektiv in ihrer Wirkung. Sie besteht aus speziellen Bewegungs-, Meditations- und Wahrnehmungstechniken, die dazu dienen, Körperimpulse rund ums Essen und Verdauen bewusst werden zu lassen (mehr hierzu ab Seite 162). Vervollständigt wird die SI-Methode durch Basiswissen zu den oftmals genetischen Ursachen von individuell stark abweichenden Ernährungsbedürfnissen sowie einer praktischen Lebensmittelkunde, die sich an direkten Sinneswahrnehmungen wie Geruch, Schleimhautreaktionen und Sättigungssignalen orientiert.

Methoden, die in der Therapie, in der Beratung und im Training gezielt auch das Wahrnehmen von Körperempfindungen integrieren, sind mittlerweile als Embodiment oder auch als körpertherapeutische Verfahren bekannt. Aufgrund ihrer hohen Wirksamkeit erfreuen sie sich bei Klienten und Therapeuten zunehmender Beliebtheit.

Somatische Intelligenz ist eine Möglichkeit, den Embodimentansatz auch in den Umgang mit Essen und Trinken zu integrieren.

Mit der Veröffentlichung meines Buches *Somatische Intelligenz* wurde die Methode bekannter, und ich wurde zuerst deutschland-, dann europa- und mittlerweile weltweit eingeladen, Vorträge, Workshops und Weiterbildungen zu der Methode zu halten und durchzuführen. So entwickelte sich die Methode im ständigen Austausch mit meinen Kollegen weiter.

SOMATISCHE INTELLIGENZ – WIE UNS DER KÖRPER ZEIGT, WAS WIR ESSEN SOLLEN

Für mich ist es immer wieder faszinierend zu sehen, dass ein gesundes, normalgewichtiges Baby sich nicht überessen kann. Denn von Anfang an spürt solch ein kleiner Mensch aufgrund seines Körpergefühls, wann er hungrig ist und wann satt.

Wenn ein gesundes Baby gesättigt ist, hört es einfach auf zu trinken oder zu essen. Wenn es genug hat, wendet es den Kopf von der Mutterbrust ab und lässt sich nicht so einfach zwingen, sein Fläschchen leer zu trinken. Dieses wundervolle Beispiel ist ein klarer Beweis dafür, dass wir in unserem Körper über spezielle, hochpräzise biologische Sensoren verfügen, die regeln, wie viel und was wir essen sollten, um passend versorgt, leistungsfähig und konzentriert zu sein. Doch wie kann es sein, dass der Körper selbst dazu in der Lage sein soll, uns anzuzeigen, was und wie viel Essen wir gerade brauchen?

Diese Fähigkeit gehört zu der funktionalen Grundausstattung unseres Organismus. Ermöglicht wird sie uns durch das Zusammenspiel unseres Geruchs- und Geschmackssinnes, der Verdauungsschleimhäute von Mund, Magen und Darm sowie das ständige Zusammenwirken unserer Nervensysteme in Bauch, Kopf und weiteren Regelkreisen des Organismus.

Nicht nur Babys, sondern auch Erwachsene besitzen diese Fähigkeit. Doch wir Erwachsenen müssen den Gebrauch dieser Fähigkeit wieder erlernen.

VERWIRRUNG DURCH ZU VIELE DIÄTEMPFEHLUNGEN

Der Körper besitzt also nicht nur die Fähigkeit, uns zu zeigen, wann er Nahrung braucht, sondern auch, wann er genug hat. Doch in einem Dschungel voller Empfehlungen zu einer angeblich gesunden Lebensweise und Ernährung haben viele Menschen ganz einfach die Orientierung verloren und verlernt, sich auf ihre innere Stimme, auf ihr Körper- und Bauchgefühl zu verlassen. Die Folgen sind häufig Fehlernährung, Gewichtszunahme, Erkrankungen und innere Unsicherheit.[4]

Trotzdem begleitet uns unsere Körperintelligenz beim Essen andauernd, und sie kann uns wieder dienen.

NUTZEN WIR DIE WEISHEIT DES KÖRPERS!

Viele Menschen haben sich mittlerweile so sehr daran gewöhnt, nach Plan oder nach bestimmten Diätregeln zu essen, dass bei ihnen die Wahrnehmung für die Signale, die der Körper ihnen gibt, verloren gegangen ist. Und das, obwohl uns die Weisheit des Körpers unentwegt wie ein enger Gefährte begleitet.

Ohne Zweifel kann es eine Reihe von Gründen haben, warum wir in unterschiedlichen Situationen verschiedene Nahrungsgelüste entwickeln, warum die Lieblingsspeise des einen noch lange nicht die eines anderen sein muss und warum wir manche Speisen lieber essen als andere, während wir gegen manches Gericht sogar Abneigung oder Ekel empfinden. Dabei spielen unsere familiäre, gesellschaftliche und kulturelle Prägung, unser Geschlecht, die Stimmung und unsere Emotionen, das Klima und natürlich auch das verfügbare Nahrungsangebot eine Rolle. Auch der Zeitgeist und mit ihm verbundene Glaubenssätze und Moralvorstellungen üben Einfluss auf unsere Essgewohnheiten aus, manchmal sogar gegen die Interessen des Körpers.[5]

Je besser wir jedoch gelernt haben, die Signale des Körpers wahrzunehmen, desto besser ist auch unser Ernährungsverhalten.[6] Die Frage ist jedoch, inwieweit wir diesen Gefährten wahrnehmen. Viele Menschen nehmen ihn nämlich erst dann wahr, wenn es gar nicht mehr anders geht. Dabei berichtet er uns eigentlich zu jeder Zeit sehr genau, was passend für uns wäre. Je mehr wir gelernt haben, gezielt in ihn hineinzuspüren, desto günstiger wirkt sich das auf unser Ernährungsverhalten aus.

DIE SIGNALE DES KÖRPERS VERSTEHEN

Der Körper arbeitet intelligent, mit dem Ziel, seine Funktionen aufrechtzuerhalten und sich bestmöglich zu entwickeln. Doch nicht alle von uns nutzen die Weisheit des Körpers gleich gut. Viele von uns haben verlernt, die Signale des Körpers zu erkennen und ihnen im Alltag zu folgen. Doch selbst bei Menschen, die ihre Körperintelligenz normalerweise im Alltag kaum spüren, macht sie sich spätestens dann bemerkbar, wenn die gesundheitliche Situation kritisch wird.

Bei Soey zum Beispiel zeigt sich die Somatische Intelligenz besonders eindrucksvoll, seit sie schwanger ist. Verglichen mit der Zeit vor der Schwangerschaft hat sich ihr Ernährungsverhalten deutlich verändert. Sie berichtet davon, nun Dinge zu essen, vor denen sie sich früher schlichtweg geekelt hätte. Doch jetzt isst sie sie mit Lust und Genuss. Und es bekommt ihr sogar.

Die Erklärung dafür: Um sicherzustellen, dass sich der Embryo bestmöglich entwickeln kann, hat sich Soeys Stoffwechselsituation und mit dieser auch ihr Nährstoffbedarf deutlich verändert. Um jetzt also wirklich die Nährstoffe zu bekommen, die das Baby ebenfalls braucht, ändert der Körper sein Appetitschema, was auf direktem Wege zu einer Änderung von Soeys Essverhalten führt.

ZU BEACHTEN IN DER SCHWANGERSCHAFT

Wenngleich es dem Körper in der Schwangerschaft um die bestmögliche Versorgung von Kind und Mutter geht, sollten manche Speisen definitiv nicht gegessen werden. Das gilt besonders für rohe tierische Produkte, nach denen werdende Mütter eigentlich oft gern greifen. Der Grund dafür liegt in der Gefahr, dass bei solchen Nahrungsmitteln eine gesundheitsschädigende Keimbelastung besonders hoch ist. Zu dieser Risikoliste gehören rohes oder nicht durchgebratenes Fleisch, Rohwurst (etwa Salami), roher Fisch, Rohmilch, rohe Eier sowie daraus hergestellte, nicht ausreichend erhitzte Speisen und Produkte. Weichkäse (auch aus wärmebehandelter Milch) und Räucherfisch sind ebenfalls zu meiden. Weiterhin sind Obst, Gemüse und Salate vor dem Verzehr gründlich zu waschen, frisch zuzubereiten und möglichst schnell aufzubrauchen.

Vorbereitete, abgepackte Salate sind aufgrund möglicher erhöhter Keimbelastung für Schwangere auch nicht zu empfehlen. Außerdem sollten wir beachten, dass aus dem gleichen Grund mit Erde behaftete Lebensmittel (wie Karotten oder Kartoffeln) getrennt von anderen Lebensmitteln aufzubewahren und vor der Verwendung gründlich zu waschen sind.

Tom wiederum hat sich schon seit Tagen darauf gefreut, dass seine Frau Ella ihm sein Lieblingswintergericht kochen will: Wiener Schnitzel mit selbst gemachten Pommes frites, dazu frisch gepressten Orangensaft und zum Nachtisch selbst gemachtes Eis. Wenn er nur daran denkt, läuft ihm schon das

Wasser im Mund zusammen. Er freut sich auf den Duft, den Geschmack, die Textur des Essens, das schon seit Kindheitstagen zu seinen Leibspeisen gehört und ihm, wenn die Qualität stimmt, für gewöhnlich auch gut bekommt.

Am Morgen fühlt Tom sich noch voller Kraft, so, als könne er Bäume ausreißen. Doch gegen Nachmittag spürt er plötzlich ein Kratzen im Hals. Er fühlt sich flau, und er merkt, dass er sich wohl auch mit der Grippe angesteckt hat, die seit letzter Woche in der Firma umgeht. Auf dem Weg nach Hause überkommt ihn Schüttelfrost, und als er die Wohnungstür öffnet und seine Leibspeise riecht, hat er keinen Appetit mehr. Er empfindet sogar starke Abneigung gegen sein Leibgericht und Ekel.

Stattdessen merkt er, dass er jetzt klares Wasser braucht, und auch Ellas frisch gepressten Orangensaft kann er jetzt gut vertragen. Auch hinter dieser Reaktion steckt System: Dass Tom im Moment sein Leibgericht nicht mag, verdankt er einem höchst wichtigen, das Überleben sichernden Mechanismus. Der Körper versucht so, sich der neuen Situation anzupassen und zunächst seine Kräfte so zu bündeln, dass der Grippeerreger bekämpft werden kann. Die aufwendige Verdauung von Fleisch und Frittiertem würden die körpereigene Abwehr im akuten Kampf mit dem Virus schwächen. Hingegen bedürfen klares Wasser und der frisch gepresste Saft zu ihrer Aufnahme in den Organismus nur eines Minimums an Energie. Zudem wirken sie kühlend und gleichen den durch das Fieber entstandenen erhöhten Bedarf an Wasser aus. Sie sind also situativ willkommen. Folglich werden sie vom Körper bejaht, und wir entwickeln Lust darauf.

VERSCHIEDENE FORMEN VON INTELLIGENZ

Wenn man Sie bitten würde, das Wort Intelligenz zu definieren, welche Arten von Verhalten oder Fähigkeiten würden Sie nennen? Sicher ist diese Frage nicht leicht zu beantworten.

Die Forschung konnte mittlerweile verschiedene Arten von Intelligenz entdecken. Intelligent zu sein muss demnach nicht unbedingt nur bedeuten, gut rechnen oder gut Dinge auswendig lernen zu können. Vielmehr sind manche Forscher der Meinung, dass jeder von uns über ganz verschiedene Formen der Intelligenz in unterschiedlich starken Ausprägungen verfügt. Viele Fachleute sprechen daher nicht mehr nur von mathematisch-logischer oder sozialer Intelligenz, sondern auch von sprachlich-linguistischer, körperlich-kinästhetischer, musikalisch-rhythmischer oder bildlich-räumlicher Intelligenz. Konzepte wie das der emotionalen Intelligenz sind längst in unsere Alltagssprache eingegangen.

Für all diese Formen von Begabung gibt es fundierte Belege. Viele Intelligenztests bilden jedoch nur einige dieser Formen ab. Zudem werden mittlerweile derart viele mögliche Intelligenzformen erforscht und diskutiert, dass selbst schon Fachleute befürchten, dabei die Übersicht zu verlieren.

Als ich ab 2000 begann, mich forschend mit Körperintelligenz zu beschäftigen, fand ich in der Traditionellen Chinesischen Medizin eine Definition des Intelligenzbegriffs, die all die genannten Kategorien in vier Grundformen zusammenfasst. Diese Einteilung ist einerseits recht übersichtlich und schließt zugleich keine der vielen Formen aus, in denen sich Intelligenz äußern kann:

1. Da gibt es zum einen die in unserer Kultur am höchsten angesehene *Rational-kognitive Intelligenz* unseres Großhirns, die wir nutzen, um Probleme und Konflikte zu lösen und um Sinnzusammenhänge zu erkennen.

2. Zum anderen wirkt die *Biologische Programmintelligenz* unseres limbischen Systems, einem vermutlich sehr alten Gehirnbereich. Er steuert zum Beispiel unsere emotionalen Reaktionen in Begegnungs- und Konfliktsituationen.

3. Zudem gibt es die – uns nun nicht mehr ganz so unbekannte – *Somatische Intelligenz*, welche sich durch Training immer klarer wahrnehmen lässt. Sie regelt den Organismus vegetativ, das heißt ohne Zutun des Bewusstseins, und zwar mit dem Ziel, die Organe und Funktionssysteme des Organismus durch Anpassungsleistungen möglichst harmonisch miteinander arbeiten zu lassen.

Uns interessiert hier vor allem, wie die Somatische Intelligenz an der Ernährung beteiligt ist. Denn oft ist es gerade die Somatische Intelligenz, die uns mit ihren Signalen wichtige Informationen über unsere Ernährungsbedürfnisse gibt.

4. Eine weitere Instanz, die *Intuitive Intelligenz*, sorgt unterdessen dafür, dass diese unterschiedlichen Formen von Intelligenz im Organismus laufend, also auch beim Essen, stimmig miteinander zusammenarbeiten.

Alle diese Formen von Intelligenz sind für den Lebens- und Entwicklungsprozess eines Menschen wichtig.[7] Der in unserer Kultur wohl am wenigsten beachtete Bereich ist meines Erachtens die Somatische Intelligenz.

LUST UND ABNEIGUNG: INTELLIGENTE SCHUTZFUNKTIONEN

Nicht jedem Menschen bekommt jedes Essen gleich gut. Getreu diesem Motto tut sich in der Ernährungswissenschaft gerade ein neues, hochinteressantes Feld auf, das unsere Sicht auf gesunde, artgerechte Ernährung grundlegend revolutioniert. Die Rede ist dabei von dem Forschungsfeld der *Individualized Nutrition*, ein Begriff, den wir als »Lehre der individuellen Ernährungspassung« übersetzen können.

Auf diesem Feld konnten Forscher eine fundierte Erklärung für viele altbekannte, bislang jedoch oft nicht verständliche Phänomene von Abneigung und Unverträglichkeit gegenüber bestimmten Nahrungsmitteln finden. Die Grundaussage der Individualized Nutrition lautet: Die Ernährungsbedürfnisse von Menschen können sich deutlich voneinander unterscheiden, und folglich gibt es nicht *die eine*, für alle Menschen optimale Ernährungsform.[8] Was wir vertragen, hängt vielmehr von unserem Genom, unserem Aktivitätslevel, unserem Alter und unserem Gesundheitsstatus ab.

Es ist noch nicht lange her, dass Menschen, die bestimmte Nahrungsmittel nicht vertrugen oder intuitiv ablehnten, als »eingebildet«, »verwöhnt« oder »spleenhaft« abgestempelt wurden. Heute wissen wir, dass oftmals triftige körperliche Gründe dahinterstecken, wenn Menschen bestimmte Nahrungsmittel nicht vertragen oder gegenüber ihnen eine gewisse Abneigung empfinden.

Die Individualized Nutrition zeigt uns nun auf, dass manche Menschen zum Beispiel gegenüber Gurken und Zucchini schlichtweg aufgrund der natürlich darin enthaltenen Stoffgruppe der Cucurbitacine eine Abneigung hegen. Bei diesen Menschen haben diese Stoffe nachweislich schon zu schweren Magen-Darm-Problemen und Kreislaufproblemen geführt.

Gut möglich ist auch, dass so manches Kind aus einer inneren Weisheit heraus Gemüse wie Spinat, Mangold oder Rhabarber deshalb ablehnt, weil die enthaltenen Konzentrationen an Oxalsäure bei der entsprechenden Konstitution die Neigung zu Blutgerinnungsstörungen und Harnsteinbildung sehr ungünstig beeinflussen.

Und ebenfalls gut möglich ist, dass aufgrund der in der Schale befindlichen, nachweislich nicht für jeden Menschen gleich gut verträglichen Stoffe manche Kinder intuitiv Äpfel nur dann mögen, wenn die Eltern sie ihnen zuvor geschält haben.

Es ist ebenfalls ganz realistisch zu sagen, dass viele Abbrüche sogenannter *Spezialdiäten* mit fest vorgegebenen Nahrungsmitteln nicht an einem Mangel an gesunder Selbstdisziplin, sondern vielmehr an lebenswichtigen Schutzmechanismen des Organismus scheitern. Mechanismen, die den Körper unbewusst gegen eine einseitige Nahrungsversorgung schützen.

KOPFHIRN UND BAUCHHIRN BESTIMMEN DIE KÖRPERINTELLIGENZ

Wenn wir eine Ahnung von Richtig und Falsch haben, ohne beweisen oder erklären zu können, warum wir so denken, sprechen wir von »Bauchgefühl«. Einerseits steht das Bauchgefühl für die Fähigkeit zur Intuition. Andererseits umschreibt ein gutes Bauchgefühl auch das Vermögen, mit den Nervenzellen unseres Magen-Darm-Trakts zu erspüren, welches Essen gut zu unseren Bedürfnissen passt und welches uns weniger gut bekommt.

Über letztere Begabung verfügen wir, weil wir mit zwei äußerst leistungs- und lernfähigen Nervenzentren ausgestattet sind, die unentwegt miteinander im Austausch stehen, um herauszufinden, welches Essen gerade im Moment das richtige für uns ist. Dabei nimmt unser Kopfhirn zwar eine wesentliche Rolle ein, aber nicht die alleinige. Denn dass wir als Menschen über Jahrmillionen hinweg in praktisch allen Umgebungen, die uns die Natur bietet, überleben konnten, verdanken wir keineswegs allein unserem sogenannten Zentralnervensystem, sondern zu großen Teilen unserem *Gehirn im Bauch*.

Dieses *Bauchhirn*, dem ich unseren ganzen Verdauungsapparat hinzurechne, setzt sich zusammen aus den Zellen des Solarplexus, einem sonnenförmigen Nervengeflecht im Bauchraum, sowie aus Hunderten Millionen Nervenzellen in Magen und Darm. In der Fachsprache wird es das *Enterische Nervensystem* genannt.

Evolutionär wurde unser Nervensystem im Bauch weit vor dem Kopfhirn angelegt, um uns durch instinktive Hungergefühle die Versorgung mit Nahrung und somit unser Überleben zu sichern. Insgesamt betrachtet ist der Darm sogar das älteste bekannte Organ überhaupt, das sich bereits lange vor anderen Organen entwickelte. Denn bevor sich Lebewesen aktiv bewegen, sehen, Sex haben oder sich paaren konnten, war die energetische Eigensicherung durch Nahrungsaufnahme die wichtigste Körperfunktion schlechthin.[9]

Inzwischen hat die Evolution vielen Lebewesen einschließlich der Menschen über das Darmhirn hinaus ein höchst umfangreiches Nervenbündel im Kopf geschenkt. Und beide, sowohl das Darmnervensystem als auch das Kopfhirn, arbeiten heute noch auf faszinierende Weise mit den gleichen Zelltypen, Funktionsmechanismen und Botenstoffen.

BAUCH UND KOPF: EINE GANZ BESONDERE LEBENSGEMEINSCHAFT

Faszinierenderweise haben beim Menschen beide Hirnversionen, Kopf- wie Bauchhirn, im vorgeburtlichen Stadium einen gemeinsamen Ursprung. Denn während sich in der Schwangerschaft der Fötus entwickelt, wandert ein Teil der Zellen, aus denen das Nervensystem entsteht, in den Kopf, während sich der andere Teil im Bauchraum herausbildet.

Manche dieser Nervenzellen im Bauch bleiben – verbunden über das Rückenmark – unter Kontrolle des Kopfhirns; andere hingegen bilden ein eigenes, autonomes Auswertungs- und Steuerungssystem.

Das heißt nicht, dass das Bauchhirn im eigentlichen Sinn denkt, über ein eigenes Bewusstsein verfügt, wie uns die Umgangssprache mit Ausdrücken wie »etwas aus dem Bauch heraus entscheiden« suggeriert. Trotzdem ist das Bauchhirn lernfähig, zum Beispiel indem es rasch erkennt, dass ein bestimmtes Nahrungsmittel, das gerade mit der Darmschleimhaut in Kontakt kommt, zu den momentanen Bedürfnissen des Körpers eher passt oder nicht passend ist.

Über den zehnten Hirnnerv, auch Vagusnerv genannt, der beim Erwachsenen in zwei Nervenästen immerhin einen Durchmesser von jeweils mehreren Millimetern aufweist, sind die beiden Nervenzentren in Bauch und Kopf wie durch eine Art Standleitung direkt und fest miteinander verbunden.

So können sich die beiden Systeme in Kopf und Bauch durch ihre Informationsströme ständig miteinander austauschen und voneinander lernen. Forscher gehen davon aus, dass dabei mengenmäßig vor allem das Kopfhirn von der Dauerkommunikation mit seinem Partner aus den Tiefen des Bauchraums profitiert.

PSYCHISCHE PROBLEME UND STRESS: BAUCHSACHE?

Viele der Informationen, die unser Kopf vom Bauch erhält, werden direkt in unser Emotionszentrum eingespeist, das sich im limbischen System befindet. Das limbische System ist ein sehr alter Teil unseres Kopfhirns, der für viele unbewusste, der Arterhaltung dienende Funktionen verantwortlich ist. Es wird auch als die »geheime Machtzentrale« des Menschen bezeichnet, weil viele Emotionen und Körperfunktionen von hier aus gesteuert werden – auch unser Belohnungszentrum.

Wie eng die Funktion des Bauchhirns mit unserer Gesundheit zusammenhängt, davon zeugen in unserer Sprache schon seit Jahrhunderten Redewendungen wie »Der Ärger ist ihm auf den Magen geschlagen« oder »Da hat jemand etwas noch nicht verdaut«. Auch die »Schmetterlinge im Bauch« und die Redewendung »Liebe geht durch den Magen« zeugt davon, dass unsere Vorfahren geahnt haben, dass es mit dem Bauch etwas Wichtiges auf sich hat. Wenn jemand »Schiss« hatte, wurde das zu Recht mit Angst in Verbindung gebracht. Wir sollten es also ernst nehmen, wenn es heißt: »Der Mensch ist, was er isst.« Wir sollten aber den Satz ergänzen: Der Mensch ist, *wie* er isst.

Nervenforscher gehen mittlerweile davon aus, das Bauchhirn sei für unseren Gemütszustand und für so manche psychischen Probleme mindestens so wichtig wie das Kopfhirn.

Im Bauch ist die Konzentration von Glückshormonen wie Serotonin und Dopamin um ein Vielfaches höher als im Kopf. Im Kopf beeinflusst Serotonin unsere Stimmung und unser Wohlbefinden, im Darm steuert es zum Beispiel den Rhythmus der Darmtätigkeit, und es reguliert das Immunsystem. Etwa neunzig Prozent des Serotonins in unserem Körper werden im Bauch produziert. Zwar kann unser Serotonin aus dem Bauch nicht direkt ins Gehirn gelangen, weil es aus dem Blut nicht ins Hirngewebe übertreten kann. Dennoch kann das Serotonin aus dem Bauch unseren Kopf beeinflussen – und zwar durch die Kommunikation zwischen dem Kopf- und Bauchhirn über die Darm-Hirn-Achse.

Dadurch kann also unser Darmnervensystem sogar für Stimmungsschwankungen mitverantwortlich sein. Selbst depressive Leiden könnten somit viel mehr mit Problemen im Bauchraum zu tun haben als lange angenommen. Dieser Sachverhalt erklärt auch, warum sich Nebenwirkungen der heute so oft verwendeten Antidepressiva aus der Klasse der Serotonin-Wiederaufnahmehemmer häufig im Bauchraum der betroffenen Menschen abspielen.

Forscher untersuchen derzeit, ob Krankheiten, die wir lange nur auf das Kopfhirn bezogen haben, in Wirklichkeit zudem das Darmnervensystem betreffen. Demnach würden Alzheimer, die Parkinsonkrankheit und Depression auch zur »Bauchsache«. Tatsächlich konnte die medizinische Forschung im Darmnervensystem von Parkinsonpatienten ähnliche Veränderungen wie im Kopf feststellen. Allerdings, und das überraschte die Forscher, treten diese typischen Nervenschädigungen im Bauchhirn früher auf als im Kopfhirn. Die betroffenen Patienten leiden häufig unter Magen-Darm-Beschwerden, lange bevor die Krankheit im Kopf ausbricht. Womöglich kann diese Erkenntnis künftig dabei helfen, Parkinson früher und einfacher zu erkennen.

Die Forschung steht hinsichtlich des Bauchhirns noch am Anfang, und vieles ist noch ungewiss. Fest steht: Unser Magen-Darm-Trakt ist zu weit mehr in der Lage, als nur Nahrung zu verdauen – er ist ein Fenster zu unserer Psyche, oder sogar ein Teil von ihr.

Bei der Arbeit mit meinen Klienten in der Klinik, in der es häufig darum geht, einen Weg aus Stressüberlastung, Burnout- und Erschöpfungsproblemen zu finden, hat das individuelle Herstellen von Bekömmlichkeit und einer guten ungestörten Verdauung daher einen besonders hohen Stellenwert. Um im besten Fall erst gar nicht in den Teufelskreis einer Erschöpfung oder anderer Erkrankungen hineinzugeraten, kann es nicht nur für psychisch Kranke höchst sinnvoll sein, auf eine bestmögliche Bekömmlichkeit beim Essen und Trinken zu achten. Wer mit Stress zu kämpfen hat, sollte sich darauf konzentrieren, für ihn bekömmliches Essen zu sich zu nehmen.

UNSER DARM: EIN FASZINIERENDER MIKROKOSMOS

Früher waren der Darm und seine Funktionsweise ein gesellschaftliches Tabuthema. Lange herrschte das Vorurteil, dieser »unsaubere« Teil des Körpers sei allein der Ausgangskanal für den Stuhlgang und somit nur für »nutzlose« Abfälle zuständig. Doch je mehr wir erkennen, welche zentrale Bedeutung der Darm für unsere Gesundheit spielt, desto mehr wird er endlich auch zu einem anerkannten, wertgeschätzten Körperteil, für dessen faszinierende Funktionen sich immer mehr Menschen zu Recht interessieren. Es lohnt sich also, einen kurzen Blick auf den Aufbau, das Leistungsvermögen und die Empfindungsfähigkeit unseres Verdauungstraktes zu werfen.

Die Länge des Darms beträgt beim Erwachsenen erstaunliche sechs bis acht Meter. Durch eine ausgeklügelte Mischung von Faltenbildung sowie bergartigen Erhebungen und talartigen Vertiefungen vergrößert die Darmschleimhaut ihre Mikrostruktur und bringt es auf eine Gesamtoberfläche von stattlichen vierhundert Quadratmetern. Durch diese Vergrößerung der Kontaktfläche der Schleimhaut mit der Nahrung kommt es zu einer sehr wirkungsvollen Aufnahme der Nährstoffe über die Schleimhaut in den Blutkreislauf.

Dabei analysieren die in der Schleimhaut sitzenden Nervenzellen sehr genau die Nahrungsbeschaffenheit. Millionen chemischer Verbindungen werden dabei ständig erkannt und ausgewertet. Lebenswichtige Stoffe, aber auch gefährliche Substanzen, Gifte oder Fremdkörper werden dabei identifiziert.

Zudem beherbergt der Darm gut ein Drittel unserer gesamten Abwehrzellen und ist damit bei Weitem unser größtes Immunorgan. Eine seiner Funktionen besteht darin, täglich Verteidigungsarbeit gegen Milliarden von Mikroorganismen und Krankheitserregern zu leisten und so dem Körper überhaupt erst das Überleben zu sichern. Viele der Abwehrzellen stehen dabei in direkter Verbindung mit dem Darmhirn. Um permanent die Versorgung mit Nahrung und zugleich die Immunkraft sicherzustellen, verfügt das Darmhirn, anders als alle anderen Bauchorgane, über die Fähigkeit, eigenständig Entscheidungen zu treffen und Impulse einzuleiten. Es fühlt, folgert und handelt autonom und kann sogar losgelöst vom Kopfhirn seine Arbeit erledigen.

DAS DARMHIRN: SPEICHER FÜR UNSERE NAHRUNGSDATEN

Sobald wir etwas essen, beginnt unser Verdauungssystem, die Nahrung in ihre Bestandteile zu zerlegen. Unser Bauchhirn analysiert dabei die einzelnen Inhaltsstoffe und speichert diese Informationen in einer eigenen Gedächtniseinheit ab. Das geschieht übrigens mit den gleichen Substanzen, mit denen auch im Kopfhirn unsere Erinnerungen abgespeichert werden. Diese Analyse unseres Essens durch das Bauchhirn ordnet dieses dann in Attribute wie optimal, tauglich, schlecht oder gefährlich ein und leitet sie ans Kopfhirn weiter, wo die Informationen ebenfalls abgespeichert werden. Zusätzlich werden diese Informationen an das limbische System geschickt, wo die Daten des Bauchhirns mit emotionalen Aspekten verknüpft werden (etwa mit »schmeckt mir«, »tut mir gut«, »bekommt mir bestens«, »macht mir Probleme« oder auch »hat eine katastrophale Wirkung«).

Dank all dieser Informationen ist der Körper in der Lage, in der jeweiligen Situation die gerade notwendigen Nährstoffe einzufordern. Wir nehmen dies dann in Form von Empfindungen wie »passend« oder »unpassend« und den entsprechenden Emotionen wie zum Beispiel »lustvoll« oder »abstoßend« wahr.

Das Ergebnis der Arbeit, die unser Darm- und Kopfhirn miteinander verrichten, können wir dann in Form von ganz bestimmten Stimmungen an uns wahrnehmen, zum Beispiel:

- ◇ wenn wir vor lauter Hunger schlechte Laune bekommen,
- ◇ wenn wir uns auf unser Lieblingsessen freuen,
- ◇ wenn wir ein Wohlgefühl wahrnehmen, während wir ein Essen zu uns nehmen, das zu den Bedürfnissen des Körpers passt,
- ◇ wenn Zufriedenheit und Wohlbefinden eintreten, nachdem uns ein Essen hinsichtlich Geschmack und Bekömmlichkeit zufriedengestellt hat.

Je besser wir dabei unsere Körperreaktionen und unsere Stimmung verstehen können, desto genauer lernen wir mit der Zeit, beim Essen auf die individuellen Bedürfnisse unseres Körpers einzugehen.

MUND UND NASE: WICHTIGE HELFER DER SOMATISCHEN INTELLIGENZ

Damit unser Bauchhirn wirklich leistungsfähig funktionieren kann, braucht es allerdings noch zwei wichtige Helfer: den Riechsinn und den Geschmackssinn. Denn unsere Sinne rund um Nase und Mund zeigen uns nicht nur an, welche Stoffe wir angenehm finden, sondern sie geben uns an, wogegen wir abgeneigt sind.

Genau wie das Darmhirn sind auch der Riechsinn und der Geschmackssinn eng mit unserem Stammhirn und dem limbischen System im Kopfhirn verbunden.

So haben uns im Lauf der Evolution bitterer und saurer Geschmack auf Nahrungsmittel aufmerksam gemacht, die für uns nicht gut bekömmlich oder gar schädlich waren.

Süße, salzige oder würzige Stoffe hingegen haben oft einen hohen kalorischen oder mineralischen Nährwert. Wenn der Körper dies gerade braucht, werden wir ihren Geschmack daher in aller Regel als angenehm empfinden. Nach diesem Prinzip hilft uns unser Geschmackssinn bis heute, momentane, für den Organismus schlechte Mangelzustände zu regulieren. Liegt zum Beispiel ein Mangel an Zucker oder Salz im Blut vor, führt dies oft zu einem besonderen Appetit auf süße Nahrung oder auf Salziges, der sich dann beim Essen der entsprechenden Kost in einem besonderen Gefühl zeigt, mit dem Gefühl des Belohntwerdens.

Eine Sonderstellung bei den Geschmacksrichtungen nehmen die Bitterstoffe ein. Auf sie reagieren die meisten Menschen besonders stark. Während wir nämlich nur eine ziemlich kleine Zahl von Stoffen als süß einordnen können, erkennt die Zunge mit über zwanzig verschiedenen Rezeptoren Tausende Stoffe als bitter. Weshalb wir gerade bei bitteren Substanzen so sensibel sind, ist damit zu erklären, dass manche Bitterstoffe toxisch wirken können. Wie zum Beispiel bei Pflanzenalkaloiden oder

Bittermandel warnen uns unsere Geschmackszellen vor Stoffen, die giftig für uns sein können.

Dass Menschen dennoch manchmal gern Bitteres essen, lässt sich wahrscheinlich ebenfalls auf eine Intelligenzleistung unseres Körpers zurückführen. Vermutlich hat es damit zu tun, dass manche bitteren Stoffe je nach Konstitution und Lebenssituation auch eine gesundheitsfördernde Wirkung haben und der Körper eben deshalb nach ihnen verlangt.

Welch hohe Bedeutung unser Geruchssinn hat, merkt man oft erst, wenn man einmal ohne ihn auskommen muss. Wenn wir nicht riechen können, bedeutet das zuerst einmal eine drastische Einschränkung der *Somatischen Intelligenz* beim Essen. Denn eine der stammesgeschichtlich wichtigsten Funktionen unseres Riechsinns – uns nämlich anzuzeigen, ob eine bestimmte Nahrung zu uns passt oder nicht, und uns so beim Essen und Trinken vor der Aufnahme schädlicher Stoffe zu schützen – fällt dann schlichtweg aus.

Wenn wir das, was wir gerade essen, nicht riechen können, schmeckt uns selbst unser Lieblingsgericht nur noch fad. Uns ist oft nicht klar, welchen Beitrag unser Geruchssinn beim Essen leistet.

DIE FASZINIERENDEN WERKZEUGE DER NASE

Neben der Riechschleimhaut mit ihren mehreren Millionen Zellen gibt es in der Nase einen weiteren Zellverband, der im Zusammenhang mit der Nahrungsauswahl relevant ist: das Vomeronasalorgan, auch kurz VNO oder *Jacobson-Organ* genannt. Bis vor Kurzem lediglich als ein beim Menschen funktionsloses Überbleibsel der Evolution gedeutet, gehen Forscher der Universität Erlangen mittlerweile davon aus, dass das Organ bei Säuglingen eine äußerst hohe Aktivität aufweist. Neuere Studien belegen, dass bei Erwachsenen ebenfalls Verbindungen zwischen dem geheimnisvollen Jacobson-Gebilde und unserem Hirn vorhanden sind.

Einige Fachleute vermuten sogar, wir könnten durch das VNO nicht nur herausfinden, ob jemand für uns als Fortpflanzungspartner taugt. Es könne uns darüber hinaus vielleicht sogar bei einer treffsicheren Auswahl der für unsere biochemischen Belange optimal zuträglichen Nahrung helfen.

PICA: LUST AUF ABSONDERLICHES

Hin und wieder gibt es Berichte über Menschen in Entwicklungsländern, die von einem rätselhaften Appetit auf eigentlich ungenießbare Dinge übermannt werden: etwa auf Lehm, Kreide, Blumenerde, Kalkfarben oder Zahnpasta. Man spricht dann von der Appetitstörung Pica. Das diesen Materialien Gemeinsame: Sie enthalten hohe Mengen an Mineralstoffen.

In meiner Praxis hatte sich einmal eine schwangere Frau gemeldet, die auch von Pica betroffen war. Sie erzählte mir, dass sie als Grundschullehrerin arbeite, und sich in einer Pause, nachdem alle Kinder den Raum verlassen hatten, mit großem Verlangen über ein kleines Stück Kreide hergemacht habe, mit dem sie schon in den vorhergegangenen Stunden »lustvoll geliebäugelt« hatte. Wir beschlossen, dass sie ein Blutbild bei ihrem Arzt machen sollte. Dieser zeigte tatsächlich eine Unterversorgung mit Kalzium an, die sie in nächster Zeit mit natürlichen Nahrungsmitteln ausglich.

Menschen, die von Pica betroffen sind, sollten grundsätzlich einen Arzt aufsuchen, denn solche ungewöhnlichen Appetitattacken könnten ein Hinweis auf ein deutliches Defizit an Mineralstoffen sein, das der Körper durch die eigentlich ungenießbaren Stoffe auszugleichen versucht – auch ein Ausdruck von Körperintelligenz.

GRENZEN DER SOMATISCHEN INTELLIGENZ

Jeder Mensch ist anders. Und jeder von uns hat aufgrund seiner ganz individuellen Genetik, seines Immunsystems, seines Lebensstils und aufgrund seiner kulturellen Prägung unterschiedliche Ernährungsbedürfnisse. Nicht jedes Lebensmittel muss daher unbedingt für jeden Menschen gleich geeignet sein. Es kommt durchaus vor, dass wir in unterschiedlichen Lebensphasen ganz unterschiedliche Bedürfnisse nach ganz bestimmten Nahrungsmitteln entwickeln, die aus diesem teils bewussten, teils unbewussten Körperwissen resultieren und die für eine optimale Versorgung mit Nährstoffen und Energie sorgen.

Unsere *Somatische Intelligenz* ist, wie wir sehen konnten, ein Schutzsystem – so wie unsere Muskelreflexe oder unsere Immunfunktion. Und wie bei jedem anderen Schutzsystem sind auch unserer ernährungsbezogenen Körperintelligenz Grenzen gesetzt. Denn es gibt bestimmte Substanzen, zum Beispiel Zusatzstoffe aus dem Food Design (mehr hierzu ab Seite 154), die die Körperintelligenz beeinträchtigen können, oder bestimmte Giftstoffe und Keime, die die Biorezeptoren des Darmhirns und auch die anderen Sinne des Menschen in ihrer Schädlichkeit nicht genau genug erkennen können. Nichts, und somit auch nicht unsere Körperintelligenz, arbeitet mit hundertprozentiger Sicherheit.

Und doch verfügen wir mit ihr über ein faszinierendes und unverzichtbares Hilfsmittel, mit dem unser Körper seine möglichst günstige Entwicklung sicherstellt und versucht, schädliches Verhalten zu vermeiden.

DARMHIRN UND KOPFHIRN LERNEN EIN LEBEN LANG

Viele Menschen achten mit den Jahren immer weniger auf die Signale ihres Körpers. Dennoch können wir ein Leben lang auf sie zurückgreifen. Von Beginn jedes neuen Lebens an und mit allen künftigen Mahlzeiten füttern wir das System mit Informationen und Erfahrungen. Um uns mit der Weisheit unseres Körpers zu verbinden, müssen wir wieder achtsam mit ihm umgehen.

Mit jedem Essen und Trinken, das wir zu uns nehmen, wächst der unbewusste Wissensstand unseres Körpers über unsere individuellen Ernährungsbedürfnisse. Aus der Intelligenzforschung wissen wir heute: In welchem Maß die Intelligenzfähigkeiten eines Menschen ausgeprägt sind, kann sich von Mensch zu Mensch deutlich unterscheiden. Zudem ist Intelligenz keine starre Fähigkeit, denn wir haben die Möglichkeit, unsere Intelligenzleistungen zu erweitern.

Indem wir unsere Intelligenz gezielt trainieren, kann sie zunehmen. Und indem wir sie verwahrlosen lassen und nicht fördern, nimmt sie ab. Wer also die Signale seines Körpers nur wenig wahrnimmt und dadurch ein Ernährungs-, Gesundheits- oder Gewichtsproblem bekommt, kann etwas dagegen tun.

SOMATISCHE MARKER: DIE SIGNALE DES KÖRPERS

Wie wir sehen konnten, stehen unser Geruchs- und Geschmackssinn, unsere Gefühle und Emotionen, unser Bewusstsein und Belohnungszentrum im Kopf und unser Darmhirn in ständigem Austausch miteinander.

Um uns zu helfen, die individuell passende Nahrung zu finden, zeigt uns der Körper seine Bedürfnisse zum Beispiel anhand von Signalen wie Lust und Abneigung, Hunger und Sättigung an. Ich nenne diese Signale, die der Körper uns unentwegt sendet, die somatischen Marker. Verleiben wir uns dennoch ein Essen ein, das ungünstig für uns ist, sendet uns der Körper ebenfalls somatische Marker. Somatische Marker für eine schlechte Passung können zum Beispiel Abgeschlagenheit und Müdigkeit sein, aber auch Irritationen der Schleimhäute, Unwohlsein, Völlegefühl, Sodbrennen, ein unruhiger Magen oder Darm, Übelkeit, Bauchschmerzen, Blähungen, Stuhlverstopfung oder Durchfall. Auch andere Reaktionen, wie etwa überschießende Talgproduktion oder Unreinheiten der Haut, können uns auf schädliche oder ungeeignete Stoffe und Nahrungsmittel aufmerksam machen.

Stimmt hingegen unsere Nahrungsauswahl mit unseren Bedürfnissen überein, gewinnt das Essen an Stimmigkeit: angefangen bei der Vorfreude auf eine bestimmte Speise, über das Wohlgefühl während des Essens bis hin zum Wohlbefinden, das sich im Anschluss an ein Essen einstellt.

KONKRET: SOMATISCHE MARKER, DIE UNS EINE NAHRUNGSANPASSUNG ERMÖGLICHEN

Anhand bestimmter Signale, der somatischen Marker, zeigt uns unserer Körper an, ob das, was wir zu uns nehmen, zu unseren individuellen Bedürfnissen passt. Das gilt sowohl für die Art der Nahrung als auch für deren Menge und den Zeitpunkt, zu dem wir essen. Die folgende Tabelle gibt Ihnen einen Überblick über diese Signale.[10]

Natürlich können die angegebenen körperlichen Reaktionen auch aus Gründen auftreten, die nichts mit der Ernährung zu tun haben. Dennoch durfte ich schon häufig die Erfahrung machen, dass der Überblick über die somatischen Marker beim Essen eine wichtige Orientierung und eine große Unterstützung dabei sein kann, die Signale des eigenen Körpers beim Essen und Trinken genauer zu verstehen.

KÖRPERREGION ODER -FUNKTION	MÖGLICHE SOMATISCHE MARKER BEI MANGELNDER NAHRUNGSPASSUNG	MÖGLICHE SOMATISCHE MARKER BEI NAHRUNGSPASSUNG
Haut	Stark fettend, aufgedunsen[11], erhöhte Neigung zu Hautunreinheiten.	Normal[12] fettend, normale Konsistenz, keine erhöhte Neigung zu Hautunreinheiten.
Haare und Nägel	Kopfhaut stark fettend, Haarstruktur beeinträchtigt, Haarausfallrate erhöht, Nagel gestört in Struktur, Farbe und/oder Elastizität.	Kopfhaut normal fettend, Haarstruktur unbeeinträchtigt, Haarausfallrate normal Nagelstruktur unbeeinträchtigt.
Mund	Merkwürdiger, unangenehmer Beigeschmack, unangenehmes Gefühl auf der Mundschleimhaut, Irritationen, Wundwerden und Reizung der Mundschleimhaut, angegriffener Zahnschmelz, Neigung zu Karies.	Wohlgeschmack im Mund. angenehmes Gefühl auf der Mundschleimhaut, unempfindliche Mundschleimhaut, gesunde, unauffällige Zähne.
Nase	Laufende Nase, Niesreiz, Anschwellen der Nasenschleimhaut, vermehrte Schleimbildung, Geruch der Nahrung nicht angenehm.	Funktion normal, Geruch der Nahrung angenehm.

KÖRPERREGION ODER -FUNKTION	MÖGLICHE SOMATISCHE MARKER BEI UNVERTRÄGLICHKEIT UND/ODER ÜBER-/UNTERVERSORGUNG MIT BESTIMMTEN NAHRUNGSANTEILEN	MÖGLICHE MARKER BEI VERTRÄGLICHKEIT UND PASSENDER BEDARFSDECKUNG
Magen-Darm-Trakt	Völlegefühl (»wie ein Stein im Magen«), Blähungen, Bauchdecke aufgebläht, nervöses Knurren, nervöse Bewegungen, übermäßige Peristaltik (Muskelaktivität des Verdauungstrakts), Unruhe, Schmerz, Probleme bei der Stuhlentleerung: breiig, dünnflüssig oder zu fest.	Leichtigkeit, warmes, wohliges Bauchgefühl, angenehme Ruhe und Unauffälligkeit des Bauchraums, keine Blähungen, Bauchdecke bleibt eher flach, angenehmes Gefühl der Leichtigkeit, wohlige Wärme, kein Schmerz, keine Probleme bei der Stuhlentleerung, angenehme Stuhlbeschaffenheit.
Immunstatus	Allergische Reaktionen auf Nahrungsaufnahme wie z. B. laufende Nase, Augenbrennen, Hautausschläge (Ekzeme), Schwächung des Immunsystems, z. B. erhöhte Infektneigung.	Normal.
Blutdruck	Erhöhung.	Normal.
Blutzuckerspiegel	Erhöhung beziehungsweise Erniedrigung.	Normal.
Harnsäure	Erhöhung.	Normal.
Körpergewicht	Ungünstige Zu- oder Abnahme, Untergewicht oder Übergewicht.	Normalgewicht stabil.

KÖRPERREGION ODER -FUNKTION	MÖGLICHE SOMATISCHE MARKER BEI MANGELNDER NAHRUNGSPASSUNG	MÖGLICHE SOMATISCHE MARKER BEI NAHRUNGSPASSUNG
Körperzusammensetzung	Verlust von Muskelmasse, ungünstige Zu- oder Abnahme von Körperfett, ungünstige Zu- oder Abnahme des Körperwasseranteils.	Konstanz von Muskelmasse, Körperfett und Körperwasser.
Appetit	Abneigung gegen ein bestimmtes Nahrungsmittel.	Lust auf ein bestimmtes Nahrungsmittel.
Stimmung und Befinden	Müdigkeit, Abgeschlagenheit, Konzentrationsstörungen, Antriebslosigkeit, Kopfschmerz, Verschlechterung der Stimmung.	Wachheit und Frische, gute Konzentrationsfähigkeit, Tatendrang, wohlige Zufriedenheit.
Körperliche Verfassung	Abnahme der körperlichen Robustheit, Belastbarkeit und des Leistungsvermögens.	gute körperliche Robustheit, Belastbarkeit und Leistungsfähigkeit.
Atmung	Durch Völlegefühl oder Blähungen erschwert gehemmt.	Frei, fließend, locker.
Wärmehaushalt	Häufiges Kältegefühl, »Frösteln«, häufiges übermäßiges Hitzegefühl, schnelles Schwitzen.	Angenehmes Wärmegefühl, ausgeglichener Wärmehaushalt.
Wasserlassen	Übermäßiger Harndrang und Wasserverlust, zu geringe Harnmenge, sehr dunkle Einfärbung des Urins.	Normal, adäquat zur Flüssigkeitsaufnahme.

DIE INDIVIDUELL PASSENDE ERNÄHRUNG FINDEN – KÖRPERSIGNALE 1

Mehr und mehr erreichen wir das Zeitalter der *Individualized Medicine*, der Individualisierten Medizin. Diese neue Forschungsrichtung stellt in Sachen Ernährung so manches auf den Kopf, von dem wir dachten, es sei richtig und unumstößlich. Eine der Kernaussagen der Individualisierten Medizin liegt darin, dass die individuellen Ernährungsbedürfnisse von uns Menschen stark voneinander abweichen können.

Essen, das den einen Menschen schlank bewahrt, kann bereits beim nächsten Menschen mit einer anderen Konstitution zu Problemen mit dem Gewicht und zu Stoffwechsel- und Gesundheitsstörungen führen. Selbst psychische Leiden können davon kommen, dass ein Mensch Nahrungsmittel zu sich nimmt, mit denen sein Organismus nicht zurechtkommt.

Ohne jeden Zweifel haben allgemeingültige Ernährungsempfehlungen ihren Sinn, indem sie uns eine grobe Orientierung für einen vernünftigen Umgang mit der Nahrung geben. Doch für mich kann das nur der erste Schritt auf dem Weg zur optimalen Ernährung sein. Der zweite Schritt muss sein, dass wir unsere individuelle Körperwahrnehmung trainieren, und bevor wir damit beginnen, ist es wichtig, dass wir wissen, worauf wir dabei überhaupt achten können. Je klarer wir uns eine Vorstellung davon machen können, mit welchen Reaktionen der Körper uns anzeigt, ob eine Nahrung zu uns passt oder nicht, desto leichter wird es uns fallen, die Signale des Körpers auch für uns zu nutzen.

WARUM DIE KONSTITUTION DEN ERNÄHRUNGSTYP BESTIMMT

Dabei sind es keineswegs nur Fast-Food-Produkte und Produkte aus dem Food Design, die bei unterschiedlichen Menschen unterschiedliche Wirkungen entfalten. Selbst naturbelassene Nahrungsmittel können manchen Menschen Probleme bereiten, während sie für andere genau das Richtige sind und von diesen Menschen bestens vertragen werden. Forscher haben mittlerweile herausgefunden, dass wir Menschen je nach Genetik, Gesundheitszustand, körperlicher Fitness, Alter und unserer individuellen Lebenssituation auch auf Proteine und Kohlenhydrate, auf Vollkorn und Weißmehl und sogar auf verschiedene Obst- und Gemüsesorten individuell höchst unterschiedlich reagieren.

Wie Sie nun konkret Ihre individuelle Nahrungspassung finden können, erfahren Sie in den folgenden Kapiteln dieses Buchs.

Wenden wir uns nun jedoch zunächst der grundlegenden Frage zu, weshalb nicht jedes Essen – auch nicht einmal das landläufig als »gesund« geltende Essen – bei jedem Menschen gleich gut wirkt, ihm sogar schadet und zu Problemen mit dem Körpergewicht führt.

JÄGER, NOMADE ODER ACKERBAUER? WARUM NICHT JEDER KOHLENHYDRATE GUT VERTRÄGT

Low Fat, Low Carb oder Vollwert – wir kennen mittlerweile viele Konzepte, die uns beim Abnehmen helfen und zugleich unsere Gesundheit fördern sollen. Das Problem dabei ist: Bei den einen funktionieren manche dieser Konzepte, während bei vielen anderen Menschen der erhoffte Erfolg ausbleibt. Weshalb das so ist, haben Wissenschaftler des Instituts Weizmann in Tel Aviv erforscht. Die Forscher um den israelischen Wissenschaftler David Zeevi untersuchten, wie sich ein und dieselbe Mahlzeit bei unterschiedlichen Personen auf den Blutzuckerspiegel auswirkt.[13]

Bei den Probanden wurden eine Woche lang mithilfe eines kleinen Geräts alle fünf Minuten die Blutzuckerwerte erfasst. Sie dokumentierten in dieser Zeit genau, was und wann sie aßen und welchen Tätigkeiten sie nachgingen. Darüber hinaus wurden diverse Gesundheitsdaten, die Körpermaße sowie Blut- und Stuhlproben der Probanden ermittelt.

Dabei zeigte sich, dass verschiedene Menschen sehr unterschiedlich auf das gleiche Essen reagierten. Während Kohlenhydrate bei den einen keinerlei Probleme machten, führten sie bei anderen zu deutlichen Störungen des Blutzuckerspiegels und des Stoffwechsels. Die Forscher schlussfolgerten aus den Ergebnissen, dass die individuell passende Menge an Kohlenhydraten kein festgelegter Wert sein kann, sondern von jedem persönlich abhängt.

Eine mögliche Ursache für diese Unterschiede könnte die individuelle Darmflora der Probanden sein. Und auch die individuelle genetische Ausstattung eines Menschen könnte eine Rolle dabei spielen, weshalb manche Menschen gut mit Kohlenhydraten zurechtkommen und andere überhaupt nicht. Vereinfacht können wir nach diesem Schema alle Menschen in drei Gruppen einteilen: in Menschen, die von ihrem erblich bedingten Stoffwechseltyp her einer dieser Evolutionsstufen zugeordnet werden können:

- Jäger und Sammler,
- Nomaden und Hirten,
- Ackerbauern.

Doch was unterscheidet diese drei Menschentypen voneinander? Und was bedeutet das für ihre Ernährung?

Da Jäger und Sammler sich von Anbeginn vorwiegend von Früchten und Fleisch ernährten, ist ihr Organismus sehr gut auf genau diese Nahrungsmittel eingestellt. Getreide und somit massive Mengen an Kohlenhydraten standen dem Jäger und Sammler nicht zur Verfügung, sodass sein Stoffwechsel oft auch heute noch nicht gut mit großen Mengen Kohlenhydraten aus Brot, Nudeln, Reis oder Süßigkeiten zurechtkommt.

Die Nomaden und Hirten bildeten in der Menschheitsgeschichte die nächste Evolutionsstufe nach den Jägern und Sammlern. Sie lebten im Wesentlichen von der Viehzucht. Dazu zogen sie umher, ließen ihre Tiere Pflanzen fressen und ernährten sich selbst vorwiegend von den Erzeugnissen, die ihre Tiere ihnen lieferten: nämlich von Fleisch, Milch oder Blut. Dementsprechend vertragen Menschen mit Nomaden- oder Hirtengenen oft sehr gut tierische Erzeugnisse, ohne davon krank oder dick zu werden. Da sie jedoch evolutionär nur wenig pflanzliche Erzeugnisse und Früchte zu sich nahmen, kann es passieren, dass sie genetisch mit manchen Inhaltsstoffen aus Obst und Gemüse nicht zurechtkommen oder darauf mit Unverträglichkeiten reagieren. Da auch die Nomaden nicht vom Ackerbau lebten, ist, wie bei den Jägern und Sammlern, ihre Fähigkeit, mit großen Mengen an Kohlenhydraten, wie sie zum Beispiel in Getreideprodukten vorkommen, nur gering ausgeprägt. Wie die Jäger und Sammler können daher auch die Nomadentypen wegen ihrer beschränkten Fähigkeit, Kohlenhydrate gut zu verwerten, oft mit Stoffwechselstörungen darauf reagieren. Aufgrund ihrer Somatischen Intelligenz haben daher Menschen, die von der Ausstattung ihres Stoffwechsels Jägern und Sammlern oder Nomaden ähneln, oft schon als Kind keine große Lust auf Brot, Teigwaren oder Getreideprodukte. Manchmal passiert es dann, dass diese Kinder im Kindergarten oder in der Schule intuitiv nur die Wurst oder den Schinken essen und das Brot in der Dose unberührt wieder mit nach Hause bringen.

Anders ist es beim Menschentyp mit der Erbmasse von Ackerbauern. Aufgrund seiner späteren Evolutionsstufe ist er im Gegensatz zu Jägern und Sammlern sowie Nomaden körperlich dazu in der Lage, Getreideprodukte und damit größere Mengen an Kohlenhydraten gut zu verstoffwechseln. Dominiert also die Ackerbauerngenetik, mag der Betreffende meist schon als Kind neben Obst und Gemüse auch Brot, Teigwaren und andere Getreideprodukte und kommt damit auch gesundheitlich sehr gut zurecht. Das dazugehörige Bild sind Kinder, die oft schon früh, noch bevor sie das Zahnalter erreicht haben, im Kinderwagen sitzen und genüsslich an einer Laugenstange, Brezel oder einem Brötchen lutschen.

Als Fazit können wir also sagen: Jeder Mensch reagiert anders auf Lebensmittel. Auf eine individuelle Passung unseres Essens zu achten ist deshalb ein wichtiger Schlüssel zu einem gesünderen Stoffwechsel, zum Erfolg beim Abnehmen und zu einer besseren Gesundheit.

Um Klarheit darüber zu gewinnen, welcher Mensch Kohlenhydrate problemlos verstoffwechseln kann und welcher damit Probleme bekommt, nutze ich mit meinem Team in der Klinik einen bestimmten Test, den sogenannten oralen Glukosetoleranztest (kurz: oGTT). Viele meiner Klienten haben über diesen Test schon Sicherheit in der Frage erlangt, wie gut sie Kohlenhydrate verstoffwechseln können.

Über solche Labormethoden hinaus gibt es eine wichtige weitere Möglichkeit, zum passenden Ernährungsverhalten zu finden: unser Körpergefühl. Denn je besser wir unsere Körperwahrnehmung beim Essen trainiert haben, desto klarer zeigt sich die mangelnde Passung eines bestimmten Lebensmittels allein schon durch die Indikatoren Lust und Unlust. Viele meiner Klienten und Workshopteilnehmer haben mir auch schon davon berichtet, wie sie mit zunehmender Verbesserung ihres Körpergefühls gemerkt haben, wie sich bei ihnen Unruhe einstellte, die Stimmung verschlechterte und auch das Leistungsvermögen zurückging, wenn ihr Blutzuckerspiegel zu hoch anstieg, was ebenfalls ein klares Körpersignal ist.[14] Unser Körper ist ehrlich zu uns und sagt uns die Wahrheit, wenn wir auf ihn hören.

WAS MAN VERTRÄGT BEI BESTIMMTER GENDOMINANZ

	JÄGER UND SAMMLER	NOMADE	ACKERBAUER
Gute Verträglichkeit von:	Fleisch und Ei Obst und Gemüse.	Fleisch, Ei, Milch, Blut (Blutpudding aus Tierblut).	Fleisch, Ei, Milch, Obst und Gemüse, Getreide.
Schlechtere Verträglichkeit von:	Getreide, Milch.	Getreide, Obst und Gemüse.	

PROBLEME DURCH GETREIDE

Seit Hunderten von Jahren ist unsere Esskultur von einem hohen Anteil an Getreide geprägt. Doch wie wir schon gesehen haben, ist Getreide deswegen noch längst nicht für jeden Menschen auch die passende Nahrung. Neben dem hohen Gehalt an Kohlenhydraten können Getreidearten auch noch aus anderen Gründen Probleme machen. Und auch hier gibt der Körper klare Signale, wenn ihm Getreide nicht bekommt.

STÖRUNGEN DURCH GLUTEN

Gluten ist ein Kleber-Eiweiß und kommt in vielen Getreidearten vor. Auch wenn die Effekte von Gluten noch nicht umfassend erforscht sind, können wir sicher sagen: Bei Menschen, die Gluten aufgrund einer Empfindlichkeit oder wegen einer Krankheit nicht vertragen, kann dieses klebrige Eiweißgemisch das Immunsystem stören. Da Gluten in vielen Getreidesorten vorkommt und zahlreichen Speisen als Bindemittel zugesetzt wird, geraten sensible Immunsysteme dadurch derart unter Dauerstress, dass sie körpereigenes Gewebe attackieren. Das Ergebnis sind Entzündungen im Darm. Mit jedem Entzündungsprozess verliert der Darm mehr und mehr seine Fähigkeit, wichtige Nährstoffe aufzunehmen und ins Blut zu geben.[15]

Eine Folge ist relativ oft eine Unterversorgung mit wichtigen Stoffen wie Vitaminen und Mineralien im Organismus, die im weiteren Verlauf zu schweren Gesundheitsstörungen führen können. Durch die verletzte Darmwand können zudem Mikroben und Fremdstoffe ins Blut eindringen. Die sind in der Darmflora harmlos und helfen zum Teil bei der Verdauung. Im Blut können sie jedoch tückisch werden und den gesamten Organismus beeinträchtigen. Meist sind die Symptome dabei unspezifisch, wie Durchfall, Müdigkeit, Gewichtsverlust und Erschöpfung. Häufig attackiert das hyperaktiv gewordene Immunsystem weitere Organe, und es kann zu Diabetes, Rheuma oder Hautschäden mit brennendem Juckreiz kommen.

Vielen Menschen ist der Zusammenhang zwischen Getreideunverträglichkeit und Gesundheit noch immer nicht bekannt, obwohl er entscheidend für die Gesundheit sein kann. Getreide mit hohem Glutengehalt sind Dinkel, Weizen, Kamut, Emmer, Einkorn und Hartweizen. Seitan, der in Asien auch als »Getreidefleisch« bezeichnet wird, besteht sogar hauptsächlich aus Gluten. Mitunter, so die Forscher, genügt schon das Gluten einer einzigen Weizennudel, um bei Menschen, die das Gluten nicht vertragen, wochenlang Beschwerden zu verursachen. Erschwerend kommt Gluten zudem als Zusatzstoff in vielen Fertigprodukten vor, ohne dass dies immer eindeutig gekennzeichnet ist.

Roggen, Hafer und Gerste haben einen geringeren Glutenanteil, und Getreidearten wie Teff, Hirse, Mais und Reis sowie Pseudogetreide wie Quinoa, Amarant und Buchweizen sind vollkommen frei von Gluten.

Mittlerweile bringen jeden Monat große Konzerne neue Produkte ohne Gluten auf den Markt. Die Glutenforschung boomt und hat in den vergangenen Jahren viele neue Erkenntnisse hervorgebracht. Einige Experten denken, dass – statt der lange vermuteten etwa ein Prozent – bis zu zehn Prozent der Bevölkerung Gluten nicht vertragen.

Achten Sie also auch hier auf die Bekömmlichkeit, denn die Signale des Körpers zeigen oft klar, ob ein Getreide zu Ihnen passt oder nicht. Wenn Sie die Befürchtung haben, dass Ihnen eine Unverträglichkeit gegenüber Gluten zu schaffen macht, ist es sinnvoll, wenn Sie sich für eine genaue Klärung an einen mit dem Thema sehr gut vertrauten Arzt, Ernährungsberater oder Heilpraktiker wenden.

KRANK DURCH ATI? ENZYMHEMMER IN GETREIDE

Bei manchen Menschen kommt es durch Getreide, sowohl Vollkorn als auch Weißmehl, zu unangenehmen, jedoch meist harmlosen Blähungen. Über einen längeren Zeitraum konsumiert, kann es allerdings, je nach Konstitution des betreffenden Menschen, auch zu regelrechten Selbstvergiftungszuständen des Darmes kommen. Ein Grund hierfür sind die sogenannten Amylase-Trypsin-Inhibitoren (kurz: ATI). Sie dienen dem Getreide als Schutzstoff gegen Fraßfeinde, indem sie wie ein natürliches Pestizid bei Parasiten den Hungertod verursachen.

Im Verdauungstrakt hemmen die ATI genau jene Enzyme, die für die gesunde Verdauung von Proteinen und Stärke zuständig sind. Diese Aufgabe müssen dann die Darmbakterien übernehmen. Im Darm führt das zur Bildung giftiger und stark riechender Stoffe, zum Beispiel von Gärungsalkohol, Fuselölen und Fäulnisstoffen. Je nach Konstitution des betreffenden Menschen können diese Stoffe Schleimhaut, Drüsen, Muskeln, Nerven und das Immunsystem des Darms schädigen.[16] Bereits in den 1980er Jahren hatte Karl Pirlet – als Professor für Internistische Medizin und Diätetik an der Universitätsklinik Frankfurt – erkannt, dass durch diese toxische Wirkung nicht nur Erkrankungen der Verdauungsorgane begünstigt werden, sondern auch chronische Katarrh- und Infektionsleiden im gesamten Organismus. Auch Gefäßerkrankungen, entzündliche und degenerative Erkrankungen des Bewegungsapparates und eine allgemeine Beschleunigung von Alterungsprozessen schrieb er diesem Problem zu. Lange Zeit wurden die Entdeckungen von Professor Pirlet nicht ernst genug genommen. Mittlerweile hat sich das Blatt jedoch gewendet: Die moderne Entzündungsforschung bestätigt seine Erkenntnisse.

Die ATI erklären auch, weshalb bei vielen Müllern und Bäckern durch das Einatmen von Mehlstaub das sogenannte Bäckerasthma entsteht: Denn ähnlich wie auch das Gluten alarmieren die ATI das Immunsystem. Dieses reagiert an den Schleimhäuten von Augen und Atemwegen wie bei einer Allergie und führt bei bestimmten Menschentypen beim Einatmen von Mehl zu Atemnot und tränenden Augen. Soweit aktuell bekannt, haben vermutlich nur ATI aus glutenhaltigem Getreide solche negativen Effekte auf die Gesundheit.

Da die ATI auch Immunzellen außerhalb des Darms beeinflussen und damit Entzündungen im Körper fördern können, liegt es nahe, dass sich diese Pflanzeneiweiße auch negativ auf chronisch entzündliche Krankheiten auswirken könnten. Zu den bekanntesten Autoimmunleiden zählen Erkrankungen wie multiple Sklerose, entzündliches Gelenkrheuma, Colitis ulcerosa und Morbus Crohn, aber auch Fibromyalgie, Psoriasis, Neurodermitis und die Hashimoto-Schilddrüsenentzündung. In meiner klinischen Praxis durfte ich schon manchen Patienten begegnen, die unter multipler Sklerose, Neurodermitis und den anderen genannten Problemen leiden und die eine erstaunliche Besserung ihrer Symptome erlebt haben, seit sie auf glutenhaltiges Getreide und damit auf die ATI verzichtet haben.

Oft stellen die Betroffenen jedoch keinen Zusammenhang mit ihrem Weizenkonsum her, weil sie noch nicht davon gehört haben und dementsprechend ihre Wahrnehmung noch nicht dafür geschärft haben, wie der Körper auf die Weizenzufuhr reagiert.[17]

Wenn also bereits gesunde Menschen Probleme mit der Bekömmlichkeit naturbelassener Nahrung haben, sollten kranke Menschen erst recht auf die Reaktionen achten, die ihnen ihr Körper in Bezug auf ihre Kost hin vermittelt.

Wenn ein Mensch die Vermutung hat, empfindlich gegenüber diesen pflanzlichen Eiweißen zu sein, kann er sich für einige Wochen ATI-arm ernähren und sehen, wie es ihm bekommt. Dazu genügt es, auf Lebensmittel zu verzichten, die aus Weizen und anderen glutenhaltigen Getreiden hergestellt werden. Auf kleinste Mengen an Gluten, die zum Beispiel vielen Fertigprodukten als Zusatz beigemischt werden, brauchen Menschen, die auf ATI reagieren, nicht zu verzichten. Es ist also nicht nötig, so strikt auf Gluten zu verzichten, wie es etwa Menschen mit einer Zöliakie müssen.

Auch in diesem Fall zeigt sich, wie wichtig die Wahrnehmung von Körpersignalen und Symptomen ist, um eine passende Ernährungsweise für sich zu finden. Nutzen Sie hierzu neben der Tabelle am Ende des vorherigen Kapitels (ab Seite 49) auch die Übungen, mit denen Sie Ihre Körperwahrnehmung beim Essen gezielt trainieren können (ab Seite 187).

AUCH VOLLKORN KANN PROBLEME BEREITEN

Und wie ist es mit Vollkorngetreide? Auch hier sollten wir nicht dogmatisieren. Denn obwohl es im Gegensatz zu Produkten aus Weißmehl immer wieder mit gesundheitlichen Vorteilen durch die darin enthaltenen Ballaststoffe, Mineralien und Vitamine in Verbindung gebracht wird, gibt es im vollen Korn auch Stoffe, die bei manchen Menschen zu schweren gesundheitlichen Problemen führen können.

Der Grund dafür ist recht einfach: Damit die Frucht vor aggressiven Außeneinflüssen bestmöglich geschützt werden kann, befindet sich beim Getreide die höchste Konzentration an natürlichen Schutzstoffen in der Randschicht und im Keimling – in jenen Teilen des Korns also, die in Vollkornprodukten enthalten sind und die in Weißmehl kaum vorhanden sind. Die Inhaltsstoffe, die wir daher im Vollkorngetreide in viel größeren Mengen finden, sind Vitamine, Mineralien, Spurenelemente und sekundäre Pflanzenstoffe. Zu den Letzteren zählen auch die Phytate und Lektine – das sind zwei Stoffgruppen, die die Bekömmlichkeit einschränken und Probleme hervorrufen können.

Die Phytate befinden sich hauptsächlich in der Randschicht des Korns. Dem Korn dienen sie als Nährstoffspeicher, um seine Versorgung sicherzustellen, wenn es keimt. Im menschlichen Darm können Phytate allerdings sehr ungünstige Effekte bewirken, weil sie in der Nahrung enthaltene Mineralstoffe wie Kalzium, Magnesium, Eisen und Zink an sich binden und dadurch deren Aufnahme in den Blutkreislauf hemmen. Besonders hoch sind die Konzentrationen von Phytaten in Weizen-, Gersten- und Roggenrandschichten sowie in Hülsenfrüchten wie Soja und Erdnüssen.

An den Phytaten liegt es auch, dass Vollkorngetreide trotz seines eigentlich hohen Mineralgehalts nur beschränkt als Mineralstoffquelle geeignet ist. Manche Experten vermuten, dass

Vollkorn bei Menschen mit einem hohen Bedarf an Mineralien sogar eine Unterversorgung mit Mineralstoffen fördern kann.

WARUM SAUERTEIG OFT GUTTUT

In der traditionellen Erfahrungsheilkunde wusste man bereits vor Jahrhunderten von den Problemen, die das volle Korn manchen Menschen bereiten konnte. Um die Bekömmlichkeit von Vollkornmehl, besonders beim Roggen, zu verbessern, griff man traditionell zu Sauerteig, den man vor dem Brotbacken mehrere Stunden aufs Getreide einwirken ließ. Der Sauerteig bewirkt nämlich, dass die Phytate und Lektine im vollen Korn zu einem bedeutenden Anteil ausgeschaltet werden. Viele heutige Vollkornbrote sind hingegen nicht mehr aus solchen traditionellen Sauerteigen hergestellt. Stattdessen kommen heute oft – aufgrund der Zeitersparnis in der Produktion – Schnellsauerteige zum Einsatz, die manchmal nicht einmal eine Stunde auf den Teig einwirken. Während früher traditionelle Sauerteige bis zu 96 Stunden (also vier Tage und vier Nächte) gehen durften, um auch wirklich die enthaltenen Phytate und Lektine abzubauen. Falls Sie Vollkornbrot essen, können Sie sich ganz praktisch bei Ihrem Bäcker erkundigen, was für eine Art von Sauerteig er zur Herstellung Ihres Brotes verwendet.

Für viele Experten besteht ein klarer Zusammenhang zwischen der zunehmenden Verwendung von Schnellsauerteigen und der erhöhten Rate an Magen-Darm-Problemen, obwohl paradoxerweise die Vorzüge von Vollkorn propagiert werden.

Und selbst wem Vollkornprodukte gut bekommen, der sollte zumindest vor dem Sport auf sie verzichten, da sie aufgrund ihres hohen Anteils an Ballaststoffen im Darm mit Wasser aufquellen, was den Organismus unter erhöhter Leistungserbringung bedeutend belastet.

Auch im Fall von Vollkorngetreide stimmt daher das Prädikat *gesundheitsfördernd* nicht uneingeschränkt für alle Menschen. Vielen bekommt eben Vollkorn nicht so gut, wie oft propagiert wird. Womöglich ist dieser Umstand auch ein Grund – neben der immer wieder zitierten besseren Haltbarkeit von Weißmehl –, weshalb man in sehr vielen Ländern und Kulturen, ob in Afrika, Amerika oder Europa, geschältem Getreide und Brot aus Weißmehl den Vorzug gegenüber Vollkorn gibt.

Obgleich diese Tatsachen Tausenden von Menschen das Leben erleichtern und deren Gesundheit verbessern konnten, sind sie bis heute vielen Menschen, die sich intensiv mit gesunder Ernährung beschäftigen, noch nicht bekannt.

FERMENTATION VERBESSERT DIE BEKÖMMLICHKEIT VON GETREIDE

Anders als typische Pflanzenfresser wie Rinder oder Federvieh hat der Mensch weder Pansen noch Kropf, die ihm dabei behilflich sind, volles Getreide aufzuschließen und bekömmlich zu machen. Ackerbauern nutzen Getreide erst seit rund zehntausend Jahren als mengenmäßig relevantes Nahrungsmittel und mussten daher aufwendige Verarbeitungsmethoden wie Mahlen, Fermentieren und Backen entwickeln, um es schadlos verdauen und seine Nährstoffe nutzen zu können.

Dort wiederum, wo moderne Mühlentechnik die Entfernung von Randschicht und Keimling nicht ermöglicht, wird traditionell das Getreide vor dem Verzehr oft speziellen Einweichungs- oder Fermentationsverfahren unterzogen, um es in seiner Bekömmlichkeit und seinen Eigenschaften für den Menschen zu verbessern. Potenziell schädigende Anteile, besonders aus den Randschichten der Früchte, lassen sich so biologisch abbauen und unschädlich machen.

Hier half die Somatische Intelligenz unserer Ahnen dabei, gemeinsam mit der Naturheilkunde und dem traditionellen Lebensmittelhandwerk die landläufigen Ernährungstraditionen mitzuformen: So werden etwa in der indischen und tamilischen Küche Reis, Linsen und Urdbohnen traditionell mindestens zwei Tage lang fermentativ behandelt, bevor damit die klassischen Pfannkuchengerichte wie *Idli* und *Dosa* zubereitet werden. In Afrika weicht man grob geschroteten Mais über Nacht ein, bevor man ihn Suppen und Eintöpfen zugibt. Mais und Hirse fermentiert man über mehrere Tage hinweg, wenn man daraus *Ogi,* einen sauren Getreidebrei, zubereiten möchte.

In walisischen Töpfen verfährt man ähnlich mit Hafer, um den auch bei uns so populären *Porridge* zuzubereiten, der vielen Menschen weit besser bekommt als das bei uns seit einiger Zeit so weit verbreitete und zugleich oft gar nicht gut bekömmliche Müsli mit Haferflocken. Und in Äthiopien wird das traditionelle *Injerabrot* hergestellt, indem man Teff, eine Zwerghirseart, über mehrere Tage hinweg zuerst einmal ausreichend fermentiert, bevor man es zum Brotbacken nimmt. Der Teig für mexikanische Maismehlkuchen, *Pozol* genannt, wird zuerst einmal für bis zu zwei Wochen in Bananenblätter eingeschlagen und einem ausgedehnten Fermentierungsprozess unterzogen.

Und als die ersten Europäer in Amerika ihre Sauerteigbrote, -pfannkuchen und -brötchen backten, ließen sie meistens das Getreide zuerst mehrere Tage in Wasser oder Sauermilch quellen, bevor sie es durch Kochen etwa zu dem heute noch gängigen Haferschleim-Porridge weiterverarbeiteten.

AUCH BEI GETREIDE: IN SICH HINEINSPÜREN!

Gerade Menschen mit Zuckerkrankheit (Typ-2-Diabetes, auch »Alterszucker« genannt) bekommt es oft schon aufgrund ihrer Genetik besser, wenn sie auf Getreide verzichten.

Die Signale, die uns der Körper gibt, wenn uns etwas nicht bekommt, können sehr verschieden sein. Ich hatte einmal einen Klienten, der über Jahre hinweg unter stark verschleimten Nasennebenhöhlen litt. Er war darüber zu einem Dauerpatienten für seinen Hals-Nasen-Ohren-Arzt geworden. Indem er nach wochenlangem In-sich-Hineinspüren den Verzehr von Getreideprodukten deutlich eingeschränkt hatte, ließ die übermäßige Verschleimung innerhalb von Tagen nach und seine Nasennebenhöhlen funktionierten wieder einwandfrei.

So können auch Sie sich fragen: Wie geht es mir, wenn ich Getreide zu mir nehme? Reagiere ich mit Unwohlsein, mit Blähungen oder anderen Verdauungsstörungen? Treten noch andere Symptome auf? Indem Sie sensibel für die Signale Ihres Körpers werden, können Sie herausfinden, ob es für Sie wirklich Sinn macht, sich an Nahrungsmitteln wie Brot, Nudeln oder Reis satt zu essen (siehe hierzu die somatischen Marker ab Seite 49).

KÖNNEN UNVERTRÄGLICHKEITEN IM DARM CHRONISCHE KRANKHEITEN VERSCHLIMMERN?

Mittlerweile vertreten Ärzte und Forscher die Auffassung, dass sich viele Unverträglichkeitsreaktionen, die im Darm stattfinden, auch im weiteren Körper fortsetzen können. Diese Art von Dominoeffekt könnte eine mögliche Erklärung für eine Vielzahl von Symptomen sein, über die Menschen nach dem Verzehr von Nahrung, die sie nicht vertragen haben, berichten. Dazu zählen oft Kopfweh, Muskelschmerzen, Müdigkeit und Erschöpfung, Kribbeln und Taubheitsgefühle, depressive Stimmungen, Angst, Entzündungen, Gelenkschmerzen, Konzentrationsstörungen und viele weitere Probleme. Manchmal können diese Probleme auch zeitverzögert und nicht direkt nach einer Mahlzeit, sondern erst Stunden oder Tage hinterher auftreten.

OBST UND GEMÜSE: NICHT IMMER GESUND

Auch wenn eine naturbelassene, vollwertige Ernährungsweise viele gesundheitliche Vorteile haben kann, dürfen wir nicht vergessen, dass es auch Menschen gibt, denen bestimmte naturbelassene Nahrungsmittel ernsthafte Probleme machen können. Es mag auf den ersten Blick ungewöhnlich erscheinen: Nicht nur Fast Food und Food Design können sich schädigend auf Menschen auswirken, sondern auch so manches natürliche Lebensmittel. Sogar Obst und Gemüse können bei manchen Menschen mehr Schaden verursachen, als zu helfen.

Es gilt auch hier, auf seine körperlichen Reaktionen zu achten. Diese können ganz anders ausfallen als das, was wir über eine vermeintlich gesunde Frucht gehört haben.

Für gewöhnlich unterstützen die in Obst und Gemüse enthaltenen Vitamine, Mineralstoffe und natürlichen Farbstoffe das Immunsystem und den Stoffwechsel. Doch manche der Bestandteile in den Früchten können je nach Lebenssituation und Genetik eines Menschen auch schaden. Natürlich klingt das zuerst einmal widersprüchlich. Jedoch konnte der amerikanische Chemiker Ken Eagle mit seiner Forschung in den 2010er Jahren tatsächlich den Beweis erbringen, dass bestimmte natürliche, pflanzeneigene Farbstoffe (sogenannte Flavonoide und Polyphenole) bei bestimmten Menschen zu Kopfweh, Diabetes, verschlechterter Stimmung und Erschöpfung führen können. Gemeint sind die Substanzen Hesperidin, Resveratrol und Quercetin.

Hesperidin findet sich in den Ballaststoffen von Zitrusfrüchten und so zum Beispiel auch in Orangensaft. Resveratrol findet sich vor allem in roten Weintrauben und Wein, Himbeeren und Pflaumen, während Quercetin in Zwiebeln, Äpfeln und Brokkoli enthalten ist – allesamt Stoffe, die für ihre günstigen Effekte für Nerven, Herz und Immunsystem bekannt sind. Doch wie kann es sein, dass gerade diese Stoffe auch die Gesundheit schädigen können?

Die Antwort mag viele überraschen: Denn ob ein Mensch von Rotwein, Orangen oder Zwiebeln tatsächlich einen Nutzen hat oder Schaden nimmt, hängt von seiner individuellen Entgiftungskapazität für diese Substanzen ab. Um nämlich all diese Stoffe auch wieder auszuscheiden, verfügt der Körper über spezielle Enzyme, die sogenannten Sulfotransferasen. Doch diese Enzyme haben noch eine weitere wichtige Aufgabe im Organismus, nämlich den Abbau von Stresshormonen. Und genau hier liegt das Problem: Ist die Ausstattung mit entgiftenden Sulfotransferasen beim betreffenden Menschen zu gering, kann es durch den Verzehr zu einer Behinderung des Abbaus von Stresshormonen kommen.

Bei manchen Menschen mit einer genetisch bedingten knappen Ausstattung mit Sulfotransferasen können Resveratrol, Hesperidin und Quercetin deshalb fatale Folgen haben, denn sie binden die Sulfotransferasen, bevor diese die Stresshormone abbauen können. Dadurch steigt das körpereigene Dopamin, und der Körper bildet daraus das Stresshormon Adrenalin – bei entsprechender Veranlagung können schon zwei Gläschen Rotwein zu einer bis zu fünfzigfachen Konzentration an Adrenalin führen. Dies erklärt auch, warum manche Menschen durch das Glas Rotwein Entspannung erfahren, während andere Menschen sich nach einem angespannten Tag durch das gleiche Getränk extrem unwohl fühlen.[18]

UNTERSCHIEDLICHE ENZYMAUSSTATTUNG AUFGRUND DER EVOLUTION

Evolutionsbedingt sind nicht alle Menschen gleich gut mit Sulfotransferasen ausgestattet. Besonders bei Menschen mit einer Gendominanz von Hirten- und Nomadenvölkern (siehe Kapitelanfang), die traditionell nur wenig Pflanzliches aßen, sind häufig auch die Kapazitäten an Sulfotransferasen deutlich begrenzt, da bei ihnen die Sulfotransferasen lediglich zum Abbau von Stresshormonen vorgesehen sind – und nicht zum Abbau von Pflanzenkost. Das erklärt auch, weshalb heute überdurchschnittlich viele Inuit in Grönland und Nordamerika und Afroamerikaner durch eine Ernährung, die für ihre Veranlagung viel zu viel Brot, Getreideprodukte, Gemüse- und Obstprodukte enthält, an Diabetes erkranken.

Wesentlich besser mit pflanzlicher Kost kommen die Nachfahren von Jäger- und Sammlervölkern zurecht – denn sie aßen neben ihrer Jagdbeute auch allerlei Pflanzliches, wodurch sie auch stärker mit Sulfotransferasen ausgestattet sind. Den »Jägern und Sammlern« unter uns fehlt aber meist noch die genetische Anpassung an stärkereiches Essen wie Brot oder Pasta. Diese Eigenschaft wurde erst infolge der Sesshaftwerdung von den Ackerbauvölkern entwickelt, die damit begannen, stärkereiche Getreide und Knollengewächse anzubauen, um so ihr Überleben zu sichern.[19]

UNTERSCHIEDLICHE REAKTIONEN AUF ANTINUTRITIVA

Da Pflanzen nicht wie Tiere vor Bedrohungen flüchten und sich auch nicht mit Muskelkraft oder technischen Hilfsmitteln wehren können, verteidigen sie sich mit eigens hierfür produzierten Giften gegen ihre Fraßfeinde. Diese Antinutritiva sind Stoffe, die ab einer bestimmten Konzentration im menschlichen Körper zu vorübergehenden Problemen, zu dauerhaften Schäden oder sogar zum Tod führen können. Doch nicht jeder Mensch ist dagegen gleich empfindlich. Je nach Konstitution und Situation wirken sich Antinutritiva unterschiedlich aus (siehe hierzu die Tabelle mit für manche Menschen unverträglichen Stoffen ab Seite 93).

PROBLEME DURCH LEKTINE

Auch *Lektine* gehören zu den natürlichen Abwehrstoffen, mit denen sich das Getreidekorn, aber auch verschiedene andere Früchte vor Fraßfeinden schützen. Ihr bekanntester Vertreter ist das bereits vorhin erwähnte Gluten im Getreide. Darüber hinaus gibt es jedoch noch eine Reihe anderer Lektine, die nicht nur in Getreide, sondern in kleineren Mengen auch in Hülsenfrüchten, Tomaten und Gurken enthalten sind. Auch sie können bei bestimmten Menschen Lebensmittelunverträglichkeiten hervorrufen.

Manche Ärzte und Wissenschaftler gehen davon aus, dass Lektine ein Grund für viele bislang unerklärbare Fälle von Kopfschmerzen, Übelkeit, Durchfall, Magen-Darm-Beschwerden und auch das sogenannte Reizdarmsyndrom sein können. Lektine haben sogar das Potenzial, Entzündungen im Darm hervorzurufen, die Darmflora zu stören und eine Durchlässigkeit der Darmwand zu fördern, die man im Fachjargon *Leaky Gut* oder Sickerdarm-Syndrom nennt. Dadurch, so die Sichtweise, gelangen bei entsprechend konstituierten Menschen Bakterien und andere Fremdstoffe aus dem Darm ins Blut – was Allergien und Autoimmunerkrankungen begünstigen kann. Zudem vermuten manche Forscher, dass sie bei manchen Menschen auch bestimmte Erkrankungen wie Rheuma und chronisch entzündliche Darmerkrankungen wie Colitis ulcerosa oder Morbus Crohn verstärken können. Und sogar die Verstärkung von Schmerzproblemen durch Lektine wird in Fachkreisen diskutiert.[20]

Auch ich durfte schon Schmerzpatienten in der Ernährungsberatung begleiten, die mir davon berichteten, dass ihnen ihr Schmerzleiden mehr Probleme bereite, wenn sie sich lektinreich ernährten, und weniger Probleme auftraten, wenn sie lektinhaltiges Essen mieden.

KAFFEE, KAKAO UND TEE – NICHT FÜR JEDEN GLEICH VERTRÄGLICH

Auf koffeinhaltige Getränke wie Kaffee, Schwarz- oder Grüntee können Menschen sehr unterschiedlich reagieren. Auch in zahlreichen Tee-, Cola-, Mate-, Guarana- und Kakaoprodukten finden sich Koffein und das damit eng verwandte Theobromin.

Kaffee an sich hat neben seinem Gehalt an Koffein auch einen hohen Gehalt an Mineralien und Antioxidantien. Wenn wir ihn jedoch überdosieren, kann er aufgrund des Koffeins Stress auslösen. Auch hier gibt Ihnen Ihr Körpergefühl Orientierung: Wenn die Koffeindosis so hoch ist, dass Sie anfangen, sich unwohl zu fühlen, können Sie davon ausgehen, dass durch die Überstimulierung der Körper geschwächt wird.

Die Verträglichkeit von Kaffee ist nicht zuletzt abhängig vom Gewöhnungsgrad des jeweiligen Menschen an den Kaffee. Da das enthaltene Koffein je nach Mensch und Gewöhnungsgrad auch harntreibend wirken kann, ist es möglich, dass bei hohen Dosen über die vermehrte Urinproduktion auch größere Mengen wertvoller Mineralien den Körper verlassen.

Hinzu kommt noch, dass Kaffee spezielle Effekte auf den Wärmehaushalt des Körpers hat (mehr hierzu im folgenden Kapitel). Dadurch können manche Menschen besonders von Kaffee profitieren, während andere Menschen durch ihn ihren Organismus eher ins Ungleichgewicht bringen.

Und noch ein weiterer Sachverhalt macht Kaffee zu einer Besonderheit: Je nach Sorte, Röstvariation, Lagerungsdauer, Art der Verpackung und Zubereitungsart entstehen laufend neue chemische Verbindungen, die die Wirkung des Getränks auf den Körper manchmal geringfügig, manchmal aber auch stark verändern können.

Auch wenn Kaffee also in aller Regel eine anregende Wirkung hat, können wir kaum von einer einheitlichen Wirkung bei allen Menschen sprechen. Weder die Behauptung der einen, die Kaffee praktisch per se als gesund bezeichnen, noch die Aussage der anderen, dass Kaffee prinzipiell ein Gift sei, ist somit haltbar. Für mich war es ein Augenöffner, über dieses Thema mit echten Kaffeeexperten, erfahrenen Röstern und spezialisierten Lebensmittelchemikern ins Gespräch zu kommen.

Nutzen Sie deshalb Ihr Körpergefühl, um individuell für sich herauszufinden, in welchem Maß koffeinhaltige Getränke Ihnen wirklich guttun und ab welcher Menge sie Sie eher belasten.

FODMAPS: BEI VIELEN MENSCHEN VERURSACHER DES REIZDARMSYNDROMS

In den vergangenen Jahren hat der Begriff Reizdarmsyndrom eine immer weitere Verbreitung gefunden. Damit sind sehr häufig vorkommende Darmbeschwerden gemeint, die etwa die Hälfte der Fälle bei Magen-Darm-Ärzten bilden. Das Reizdarmsyndrom kann wegen der ähnlichen Symptomatik leicht mit anderen Darmerkrankungen verwechselt werden.

Seit den 2010er Jahren gibt es immer mehr Mediziner, die die Ursache dafür in vielen Fällen in der Nahrungsmittelgruppe der FODMAPs vermuten. Auch hier gilt also die Sichtweise: Nicht jedes Essen ist für jeden Menschen gleich gut passend.

FODMAP ist die Abkürzung für *fermentable oligo-, di-, monosaccharides and polyols*. Ins Deutsche lässt sich der Begriff mit »vergärbare Mehrfach-, Zweifach-, Einfachzucker und mehrwertige Alkohole« übersetzen. FODMAPs kommen in unterschiedlichen Mengen in verschiedenen Nahrungsmitteln vor und haben die Gemeinsamkeit, dass sie bei manchen Menschen im Dünndarm nur schlecht aufgenommen werden.

Zu den FODMAPs zählt zum Beispiel der natürliche Fruchtzucker, der in unterschiedlichen Mengen in Obst und Gemüse vorkommt, und von Mensch zu Mensch sehr unterschiedlich vertragen wird. Während zum Beispiel Äpfel, gerade neuere Sorten wie Pink Lady oder Honey Crisp, besonders reich an Fruktose sind, enthalten die allermeisten Gemüse nur wenig davon. Und während manche Menschen fruktosereiche Äpfel ausgesprochen gut vertragen, macht anderen schon nach einem halben Apfel eine Fruktose-Aufnahmestörung schwer zu schaffen.

Auch die Laktose, ein natürlicher Zuckerstoff der Milch und somit in vielen Milchprodukten enthalten, wird von vielen Menschen gut vertragen. Wenn einem Menschen jedoch im Darm die erforderliche Ausstattung an Enzymen fehlt, um Laktose zu verdauen, kommt es auch hier zu Problemen wie Blähungen, Darmkrämpfen und Durchfall.

Ebenfalls zu den FODMAPs werden natürliche Stoffe wie Mannit, Xylit und Sorbit gezählt, die als Süßstoff in zuckerreduzierten oder zuckerfreien Lebensmitteln eingesetzt werden, die aber auch in größerer Menge in einigen Obstsorten, etwa in Pflaumen, Aprikosen, Äpfeln und Birnen, vorkommen.

Immer mehr Experten gehen mittlerweile davon aus, dass es sich bei einem großen Anteil der Reizdarmbeschwerden eigentlich um eine Reaktion auf FODMAPs handelt, die durch Blähungen im Darm ausgelöst werden. Die Forscher gehen davon aus, dass bei vielen der betroffenen Menschen FODMAPs im Dünndarm nur schlecht aufgenommen werden können. Die FODMAPs wandern daher rasch in den weiter unten liegenden Dickdarm, wo sie von Bakterien vergoren werden. Durch den Gärungsprozess werden unter anderem Wasserstoffgase freigesetzt, die dann zu den Reizdarmbeschwerden führen.[21]

Um sicherzugehen, empfehlen viele Ärzte bei Reizdarmsymptomen genauere Untersuchungen, um Allergien oder organische Erkrankungen auszuschließen. Wenn solche Diagnosen ausgeschlossen wurden, lautet auch hier einer der wichtigsten Ratschläge: In-sich-Hineinspüren! Denn da jede Person unterschiedlich auf dasselbe Nahrungsmittel reagieren kann, gilt: Je feiner Sie Ihre Körperwahrnehmung beim Essen trainieren, desto größer sind Ihre Chancen, genau die Nahrungsmittel zu erkennen, die bei Ihnen die Beschwerden verursachen.

Im ersten Schritt könnten Sie dazu für einige Wochen eine Ernährung ausprobieren, in der Sie weitestgehend auf sämtliche FODMAPs verzichten. Danach können Sie verschiedene Lebensmittel der unterschiedlichen FODMAP-Gruppen wieder einführen, um deren Verträglichkeit beziehungsweise die jeweils verträgliche Menge zu testen. Auf diese Weise wird die Ernährungsweise individuell angepasst und anschließend in dieser modifizierten Form fortgesetzt.

Das gezielte Wahrnehmenlernen der körpereigenen Signale beim Essen kann den Verlauf eines Reizdarmsyndroms beträchtlich verbessern. Auch wenn man eine FODMAP-bezogene Ernährungsumstellung unter ärztlicher Aufsicht macht, ist die Beschäftigung mit Somatischer Intelligenz eine große Hilfe und oft ein entscheidender Weg zur Besserung.

GUTE UND SCHLECHTE FETTE: UNSER KÖRPER (ER)KENNT SIE!

Ob Butter, Margarine, Schmalz oder Pflanzenöle: Sie alle gehören bei fast jedem Menschen zu den Grundnahrungsmitteln. Doch längst nicht jeder Mensch verträgt alle Fette gleich gut. Die Art und die Menge der Fette, die ein Mensch gut verträgt, kann sich von Mensch zu Mensch beträchtlich unterscheiden. Manche Wissenschaftler vermuten, dass auch hier die Antwort ganz wesentlich in den Genen der Betroffenen zu finden ist.

Gerade wenn Menschen Immunprobleme, chronische Entzündungen und psychische Probleme haben, kann es sehr wichtig sein, auf eine individuelle Passung zu achten. Bei vielen Menschen wirken sich zum Beispiel tierische Fette ab einer individuellen Grenze spürbar nachteilig aus. Als besonders günstig haben sich für viele Menschen hingegen Fette erwiesen, die reich an Omega-3-Fettsäuren sind.

Besonders viele Omega-3-Fettsäuren sind in Leinöl, Chiaöl, Hanf- und Walnussöl sowie in Fischarten wie dem Atlantischen Lachs, Sardellen und Sardinen enthalten. Ich durfte bereits öfter Menschen erleben, bei denen die tägliche Aufnahme von Omega-3-Fetten die Lösung bei Problemen mit der körpereigenen Abwehr, Entzündungen und sogar mit ihrer psychischen Verfassung gebracht hat. Als entzündungsfördernd und auch auf die Psyche negativ wirkend beschreiben viele meiner Patienten hingegen den Einfluss von raffinierten, gehärteten und anderweitig industriell verarbeiteten Fetten.

Ein in vielen Nahrungsmitteln vorkommender Fettbestandteil tierischer Herkunft ist die Arachidonsäure. Für manche Menschen kann Arachidonsäure sehr problematisch sein, weil sie sowohl Entzündungen als auch Schmerzen verstärken und hervorrufen kann. Die höchsten Mengen an Arachidonsäure finden sich in Schweineschmalz, Schweineleber, Eigelb, Thunfisch und Leberwurst. Arachidonsäure ist die Vorstufe des Gewebshormons Prostaglandin. Prostaglandin löst im Organismus Entzündungen aus, erhöht den Blutdruck, fördert das Risiko für Thrombosen und wirkt sogar bei der Entstehung und Verstärkung von Schmerzen mit. Gerade bei entzündlichen Erkrankungen, bei Rheuma und Schmerzen ist es daher oft sehr hilfreich, Lebensmittel mit niedrigem Gehalt an Arachidonsäure aufzunehmen.

Fette wie Sonnenblumenöl, Distelöl und Maiskeimöl enthalten überwiegend Omega-6-Fettsäuren, aus denen der Körper ebenfalls die entzündungsauslösenden Prostaglandine bilden kann. Menschen mit entzündlichen Beschwerden machen bei genauerem Nachspüren oftmals die Erfahrung, dass sie ihnen nicht gut bekommen und die bestehenden Probleme noch verschärfen.

Wenn es um die Lagerung von Fetten geht, ist es wichtig zu wissen, dass Mikroorganismen und fetteigene Enzyme zusammen mit Luft, Licht und Wärme zum Verderb von Fetten beitragen. Gerade hochwertige Öle mit hohem Anteil an Omega-3-Fetten sind dafür besonders empfindlich. Nach dem Anbruch gelangt mit jeder Verwendung mehr Luft zum Öl und fördert die Verderblichkeit zusätzlich. Es ist deswegen besonders sinnvoll, diese Öle nur in möglichst kleinen Flaschen zu kaufen. Da sie auch sehr lichtempfindlich sind, lohnt es sich, dunkle Flaschen zu verwenden und die Öle dunkel und möglichst kühl zu lagern.

MILCH UND KÄSE: DER KÖRPER ZEIGT OFT SCHNELL, OB'S PASST

Für Babys ist Milch unersetzlich. Im Idealfall handelt es sich um die Milch der eigenen Mutter. Aus ihr ziehen wir nicht nur die notwendigen Kalorien und viele andere wichtige Stoffe, sondern wir nehmen auch die darin enthaltenen Antikörper auf, die für unsere Körperabwehr eine wichtige Rolle spielen. Kinder, die nicht gestillt werden können, bekommen ein industriell hergestelltes Ersatzprodukt.

Hinsichtlich der Zeit nach der Babyphase scheiden sich die Geister: Während manche Ernährungsrichtungen die Milch von Kuh, Ziege und anderen Tieren sowie deren Produkte mit der Aussage ablehnen, dass nach dem Säuglingsalter Milch grundsätzlich nicht mehr zur Ernährung von Menschen passe, wird sie von anderen Experten auch noch für Kinder und Erwachsene als eines der wichtigsten Grundnahrungsmittel überhaupt angesehen. Auch hier gibt es jedoch keine einheitliche Lösung. Stattdessen lautet auch hier die Frage, was individuell passend ist. Und dies lässt sich am besten dadurch herausfinden, dass wir unsere Körperwahrnehmung trainieren.

Tatsächlich deutet vieles darauf hin, dass Tiermilch für einen großen Teil der Menschen nicht verträglich ist. Experten zufolge hat dieser Sachverhalt etwas damit zu tun, dass Menschen, bei denen die Erbanlagen von Nomaden, Hirten und Ackerbauern dominieren, konstitutionsbedingt auf die Verstoffwechselung von Milch und Milchprodukten stammesgeschichtlich gut eingestellt sind, während Menschen mit der Gendominanz von Jägern und Sammlern sich nicht auf die problemlose Verwertung von Milch einstellen konnten.

Wenn ein Mensch Milch nicht verträgt, etwa weil bei ihm die ausreichende Ausstattung mit dem Enzym Laktase, das den Milchzucker im Darm aufspaltet, nicht gegeben ist, so können die entstehenden Unverträglichkeiten durch Milchprodukte zu erheblichem körperlichem und psychischem Stress führen. Für diese Menschen ist Milch sogar schädlich, weil sie zu Blähungen, unangenehmen Verdauungsproblemen und infolgedessen zu weiteren gesundheitlichen Problemen führen kann.

Auch berichten manche Menschen von Immunproblemen und stark verschleimten Nasennebenhöhlen, nachdem sie Milch oder Milchprodukte zu sich genommen haben. So erweist sich auch in diesem Fall eine Frage als besonders wertvoll: Wie bekommt mir Milch? Was sagt mir mein Körper?

Einige meiner Klienten, die Milch aus ganz unterschiedlichen Gründen nicht vertragen, schwören bei verschiedenen Gerichten daher auf Kokos-, Soja- und Mandelmilch sowie Mandelmus, um Milchprodukte zu ersetzen.

Vielen Menschen tut es gut, wenn sie einen Teil der Milchverdauung, nämlich das Aufspalten des Milchzuckers, anderen überlassen, nämlich Joghurtbakterien und anderen Mikrolebewesen, die durch das Aufspalten des Milchzuckers die Milch für uns zu Joghurt, Käse, Quark, Rahm oder Kefir abbauen.

Auch Sauermilchprodukte, die bei vielen Menschen zu einer bedeutenden Verbesserung der Darmgesundheit beitragen, müssen deshalb jedoch nicht kategorisch passend für jeden sein. Denn auch wenn durch diese Art von Vorverdauung die Milchprodukte verdaulich geworden sind, müssen sie dadurch nicht unbedingt auch bekömmlich sein, denn bei manchen Menschen wirken sie dann immer noch verschleimend, was leicht auszuprobieren ist. Auch für diese Milchprodukte gilt: Wann immer Sie eine Abneigung dagegen verspüren oder die Bekömmlichkeit nicht stimmt, macht es keinen Sinn, den Körper damit *gegen seinen Willen* zu belasten.

FISCH, FLEISCH UND EIER

Über Fleisch, Fisch, Eier und Produkte, die daraus gemacht werden, wird viel berichtet. So ist etwa einerseits Fleisch eine wertvolle Quelle für Proteine und Mineralstoffe. Andererseits warnen Ernährungsexperten davor, zu viel Fleisch zu sich zu nehmen, weil dies zu zahlreichen gesundheitlichen Problemen führen kann. Auch Tierrechtler und Umweltexperten geben zu bedenken, dass gerade die Massentierhaltung zu zahlreichen Gesundheitsproblemen führen kann.

Und obwohl es Vorschläge zu konkreten Mengenangaben gibt, wie viel Fleisch und tierische Lebensmittel für einen Menschen pro Tag passend sind, müssen wir sehen: Es gibt nicht *die* eine Empfehlung, die für jeden Menschen gelten kann. Dazu sind die individuellen Bedürfnisse und körperlichen Voraussetzungen jedes einzelnen Menschen einfach zu verschieden. Jeder Mensch reagiert aufgrund seiner Genetik, seines Gesundheitszustands, seiner Lebenssituation und aufgrund seiner Fitness anders auf die im Fleisch enthaltenen Fettsäuren, Proteine und Purine.

In meiner klinischen Arbeit habe ich über die Jahre Hunderte Menschen begleitet, die anfingen, vegetarisch zu leben, weil sie durch die SI-Übungen immer klarer gespürt haben, dass sie Fleisch und zum Teil auch andere tierische Nahrung überhaupt nicht gut vertragen. Sie berichteten mir davon, dass bei ihnen Probleme mit dem Immunsystem, unreiner Haut, mit der körperlichen Fitness und dem Leistungsvermögen, dem Cholesterin und sogar psychische Probleme sich deutlich verbesserten und manchmal sogar vollkommen verschwanden, wenn sie ihren Verzehr tierischer Nahrung verringerten oder sogar ganz aufgaben.

Eine Patientin, die ich über mehr als ein Jahr intensiv betreut habe, überwand durch eine Ernährungsumstellung, bei der sie mit Ausnahme von Butter auf alles Tierische verzichtete, ihr schweres Allergieleiden und ihre belastende Neurodermitis, die ihr für mehr als zwanzig Jahre schwer zu schaffen gemacht hatten. Binnen weniger Wochen hatte sie durch das SI-Training so viele neue körperliche Eindrücke gewonnen, dass es ihr immer leichter fiel, ihr Ernährungsverhalten zu verändern.

Zugleich kenne ich auch Menschen, die schon ihr Leben lang viel Fleisch essen und die sich auch mit über neunzig Jahren noch einer stabilen Gesundheit und eines hohen Leistungsvermögens erfreuen. Die großen Fleischmengen haben ihnen nie zu schaffen gemacht. Manche Menschen essen Fleisch und reagieren mit hohen Harnsäurewerten und äußerst schmerzhaften Gichtanfällen, während bei anderen Menschen gar nichts passiert.

Wieder andere Menschen leiden an Rheuma, essen eine Portion Schweinefleisch – und schon haben sie damit bei sich einen erneuten Rheumaschub ausgelöst. Andere essen jede Woche kiloweise Fleisch und haben keinerlei Beschwerden. Ihre Entzündungswerte, Rheumafaktoren und auch die anderen Blutwerte sind trotz der hohen Mengen an tierischer Kost im Idealbereich.

In manchen Fleischsorten sind Stoffe enthalten, die bei manchen Menschen nachweislich Entzündungen verstärken. Die bekannteste ist sicherlich die Arachidonsäure, die in Schweinefleisch, besonders in Schweineschmalz und -leber, aber auch in Eigelb und in Thunfisch vorkommt. Ich habe über die Jahre hinweg zahlreiche Menschen kennengelernt, die ein Immunleiden haben und die spätestens seit ihrem SI-Training diese

Produkte entweder intuitiv ablehnen oder durch ihre geübte Wahrnehmung gemerkt haben, dass diese Lebensmittel ihnen überhaupt nicht gut bekommen.

Proteinreiche Nahrungsmittel, die nur wenig Arachidonsäure enthalten, sind Milchprodukte, Lamm, Reh und Rindfleisch, Ente und Gans sowie Fischarten wie Atlantikhering, Forelle, Seelachs, Seehecht, Seezunge und Sardinen.

Auch Fisch wirkt, wie auch Fleisch, bei jedem Menschen anders. Ich erinnere mich noch gut an einen Mann Ende vierzig, der über schwere Schulterschmerzen klagte. Eine Untersuchung brachte zutage, dass der Schmerz durch akutes Rheuma bedingt war. Da der Mann es zuerst einmal ohne Schmerzmittel probieren wollte, machte er ein Experiment: Er begann nun, jeden Tag seine Salate statt mit Sonnenblumenöl mit Lein- und Walnussöl anzumachen. Zusätzlich genehmigte er sich an mehreren Tagen in der Woche eine Mahlzeit mit reichlich Lachs. Für Tage, an denen es keinen Fisch gab, hatte er sich Omega-3-Fett-Kapseln mit Fischöl besorgt. In weniger als zwei Wochen waren seine Beschwerden völlig abgeklungen. Omega-3-Fette nimmt er seitdem wegen ihrer entzündungshemmenden Wirkung regelmäßig auf. Die Beschwerden sind auch nach Jahren nicht wieder zurückgekommen.

Sicher lohnt es sich, auch Laboruntersuchungen und allgemeingültige Empfehlungen zu berücksichtigen. All dies ersetzt jedoch nicht die Notwendigkeit, auf die eigenen Körpersignale besonders zu achten und eine individuelle Nahrungsanpassung vorzunehmen.

ZUCKERHALTIGE NAHRUNGSMITTEL: SÜSSWAREN, KUCHEN UND LIMONADEN

Dass Zucker und Süßigkeiten, wenn wir zu viel davon essen, nicht gerade gesund sind, steht außer Frage.

Zugleich bedeutet Süße in einem vernünftigen Maß für viele von uns auch etwas Unverzichtbares für ein erfülltes Leben. Natürlich wäre es, psychologisch gesehen, manchmal sinnvoller, Süßes über andere, sinnliche Wege ins Leben kommen zu lassen, als ausgerechnet über Süßigkeiten. So gesehen lässt uns das riesige Angebot an Süßwaren in den Supermarktregalen zugleich erahnen, wie sehr durch sie eine Unterversorgung mit Süße in anderen Lebensbereichen kompensiert wird.

Zucker erhöht den Blutzuckerspiegel und wird von manchen Ernährungsexperten als Vitamin- und Mineralienräuber verdächtigt, da er in seinem weißen, raffinierten Zustand praktisch keine weiteren in der Ursprungspflanze noch vorhandenen Bestandteile mehr enthält. Zucker liefert reine Kalorien. Allerdings ist seine etwas weniger verfeinerte Form, der braune Zucker, auch nicht besser.

Auf natürliche Weise können für viele Menschen reifes Obst, aber auch Honig, Birnen, Apfel- und Agavendicksaft und Ahornsirup oft, wenn auch nicht immer, einen guten Ersatz von Zucker und eine ideale Süße bieten. Auch hier sollten wir jedoch immer das Kriterium der Bekömmlichkeit miteinbeziehen.

Hingegen sind Süßstoffe und viele Süßungsmittel, die wohl zu Recht unter dem Verdacht stehen, bei vielen Menschen gesundheitliche Probleme zu machen (siehe Food Design ab Seite 154 und FODMAPs ab Seite 72), überall zu finden und in den meisten zuckerfreien Süßigkeiten und Lightprodukten bis hin zu Getränken reichlich versteckt. Natürliche Süßstoffe wären selbstverständlich den künstlichen Produkten der Industrie vorzuziehen, allerdings geht das moderne Convenience Food, das unsere Welt erobert, den umgekehrten Weg.

Einfach, billig und gerade noch nicht verboten scheint hier bei vielen Produkten die Devise zu sein. Verkäuflich sind diese Dinge aufgrund des niedrigen Preises. Trotzdem sind wir diesen Fake-Nahrungsstoffen aus dem Food Design dank unserer Körperintelligenz nicht machtlos ausgeliefert: Auch hier bringt das besonnene Nachspüren nach den Signalen des Körpers beim Essen einiges zum Vorschein, das Menschen ohne SI-Training meist verborgen bleibt.

Auch beim Zucker ist die Dosis das eigentliche Problem: Vor rund hundert Jahren lag der jährliche Pro-Kopf-Verbrauch noch bei rund zwei Kilogramm, heute bei rund 35 Kilogramm. Zucker, in wirklich kleinen Mengen, bis zu zwanzig Gramm je Mahlzeit und bis zu dreißig Gramm am Tag, sind für die meisten Gesunden kein Problem. Wenn jedoch der Körper durch eine individuell zu hohe Menge an Zucker überfordert wird, kommt es oft zu Gärungsreaktionen und ungünstigen Veränderungen an Darm, Blut und Hormonsystem, die Beeinträchtigungen zur Folge haben können. Nicht von ungefähr sind die vielen Diagnosen von Zuckerkrankheit, Stoffwechsel- und Gewichtsproblemen oft darin begründet, dass Menschen weit mehr Zucker zu sich nehmen, als gut für sie wäre.

Zugleich müssen wir auch beachten, dass die Fähigkeit, Zucker im Körper zu verarbeiten, individuell sehr unterschiedlich ist. Denn wie wir bereits sehen konnten, spielen genetische Faktoren hierbei eine wesentliche Rolle. Während der eine Mensch Kohlenhydrate gut verarbeiten kann, ist es oft so, dass ein anderer Mensch bei der gleichen Menge Schaden nimmt. Dabei spielt es auch eine Rolle, wie körperlich aktiv der betreffende Mensch ist. Denn während körperlich ausgesprochen fitte und aktive Menschen Mengen von bis zu fünfzig Gramm reinen Zuckers pro Tag oft ohne Beschwerden vertragen können, kann dieselbe Menge bei Menschen mit eher geringem Leistungsvermögen und wenig Bewegung bereits nach wenigen Wochen eine Vorstufe der Zuckerkrankheit (Typ-2-Diabetes) hervorrufen.

Wie wir auf Zucker und Süßigkeiten körperlich reagieren, können wir gut herausfinden, indem wir mit einem Messgerät in den Minuten und Stunden nach dem Essen unseren Blutzuckerspiegel kontrollieren. Eine weitere wirklich faszinierende

Möglichkeit, um herauszufinden, ob wir im Umgang mit Zucker das für uns individuell richtige Maß einhalten oder nicht, bietet uns unser Körpergefühl: Einer meiner Klienten berichtete nach einigen Sitzungen SI-Training, wie ihm Tag für Tag klarer wurde, wie wenig gut ihm die gewohnte Tüte Gummibärchen tat, die er sich in der Arbeit »gönnte«, um das Nachmittagsloch zu überstehen. Auf einmal spürte er, wie unruhig sein Magen reagierte, wie nervös er wurde und wie sich eine Viertelstunde nach der *Gummibärcheninfusion* auch seine Laune verschlechterte. Jahrelang hatte er diese Signale, die ihm sein Körper verlässlich sendete, einfach nicht auf dem Schirm. Da seine Naschgewohnheiten mit den Jahren immer mehr ausgeufert waren, hatte er zugenommen und die Vorstufe eines Typ-2-Diabetes entwickelt. Er stand kurz davor, Insulin spritzen zu müssen. Ein mehrwöchiges Schulungsprogramm für Diabetiker mit zahlreichen wohlgemeinten Ernährungsempfehlungen konnte ihm jedoch auch nicht dabei helfen, von seinen nachmittäglichen wie auch spätabendlichen Futteranfällen zu lassen.

Was ihm jedoch wirklich und nachhaltig half, waren einige Stunden Schulung in der Fähigkeit zur Eigenwahrnehmung. Der Erfolg sprach für sich: Schon nach drei Monaten brachte der Mann gut fünf Kilogramm weniger auf die Waage, und auch seine Blutzuckerwerte hatten sich deutlich verbessert. Ganz klar, dass er damit auch darauf verzichten konnte, Insulin zu spritzen. Die Symptome des Typ-2-Diabetes verschwand wie von selbst. Nach weiteren sechs Monaten hatte er sein Wohlfühlgewicht erreicht, und seine Blutzuckerwerte waren völlig unauffällig. So blieb ihm der klassische Leidensweg eines Diabetikers mit erheblichen Einschränkungen und Gesundheitsrisiken erspart – und das Ganze ohne den Einsatz von kostspieligen Medikamenten.

KARTOFFELN UND DAS PROBLEM DER ALKALOIDE

Auch in der Schale der Kartoffelknolle befindet sich eine besonders hohe Konzentration an natürlichen Schutzstoffen. Und auch hier sind nicht alle von ihnen für jeden Menschen gleich gut verträglich. Neben verschiedenen Vitaminen, Mineralien und sekundären Pflanzenstoffen finden sich in der Schale sowie in grünen Stellen und in Trieben Abwehrstoffe, mit denen sich die Kartoffel vor Fraßfeinden und Schädlingen schützt: die Pflanzenalkaloide. Im Inneren der Kartoffelknolle liegt die Konzentration wesentlich niedriger. Diese Alkaloide sind mit dem Gift Strichnin verwandte Substanzen. Ihre Hauptvertreter in der Kartoffel sind das Solanin und das alpha-Chaconin, die auch beim Menschen das Wohlbefinden und die Gesundheit beeinträchtigen können. Ab einer bestimmten Dosis schädigt Solanin im direkten Kontakt die Schleimhäute und führt zu Brennen und Kratzen im Hals. Wenn es in zu hoher Dosis in den Körper gelangt, kann es sogar zu Vergiftungserscheinungen am zentralen Nervensystem, zu Empfindungsstörungen, Kopfschmerzen, Erbrechen sowie zu Magen-Darm-Beschwerden und – in sehr seltenen, schweren Fällen – sogar zu Nierenversagen führen. Zu dem zweiten darin vorkommenden Alkaloid, dem Chaconin, liegen nur wenige Untersuchungen vor. Allerdings wird dieses als noch toxischer eingestuft als das Solanin.

Die meisten gesunden Menschen vertragen relativ hohe Mengen an Solanin. Dennoch waren noch vor rund hundert Jahren Solaninvergiftungen, in der Medizin auch Solanismus genannt, mit den beschriebenen Wirkungen bis hin zu Todesfällen weitverbreitet. Zumindest bei moderneren Zuchtfrüchten sind inzwischen die Solaninkonzentrationen in der Kartoffel weit niedriger.[22]

Dennoch sind manche Menschen ganz einfach sensibler gegenüber Solanin als andere. Und so gibt es natürlich auch heute noch Menschen, die sich nach dem Genuss gekochter, ungeschälter Kartoffeln unwohl fühlen. Forscher und Ärzte gehen davon aus, dass manche von ihnen, wenn sie feinfühlig in sich hineinspüren, von vornherein eine Abneigung gegen solche Kartoffelgerichte haben.

Besonders sensibel gegenüber Solanin und Chaconin sind kleine Kinder. Bei höheren Temperaturen, wenn die Kartoffeln gebraten oder frittiert werden, wird das Solanin zu großen Teilen unwirksam gemacht. Hier liegt vermutlich auch der Grund dafür, weshalb viele Kinder intuitiv gegarte Kartoffeln ablehnen, Bratkartoffeln und Pommes frites in moderaten Mengen aber gerne essen. Es ist also gut möglich, dass es sich dabei nicht um Verwöhntheit, sondern um eine höchst hilfreiche Intelligenzleistung des Körpers handelt, um sich vor eventuellen Giftstoffen zu schützen.

Daraus ergibt sich, dass die in der Naturkostszene weitverbreitete Auffassung, Kartoffeln gehörten mitsamt Schale gegessen, mit Vorsicht betrachtet werden sollte. Gleiches gilt für den Tipp, das Kochwasser der Kartoffeln aufgrund seiner reichhaltigen, aus der Kartoffel übergegangenen Konzentration an Vitalstoffen nicht wegzuschütten, sondern für die Zubereitung anderer Speisen weiterzuverwenden. Bei den Kochtemperaturen um hundert Grad bleibt das Solanin nämlich stabil, und so sind während des Kochens auch Solaninanteile aus der Kartoffel in den Sud übergegangen.

Gehen wir beim Thema Solanin in die Zeit unserer Groß- und Urgroßeltern zurück, so zeigt sich uns folgendes Bild: Den meisten kinderreichen Familien sicherte damals die tägliche Kartoffel wegen ihrer Kalorien das Überleben. Auch bei meinen Großeltern kamen regelmäßig Brat- und Pellkartoffeln auf den Tisch. Aufgrund des Kinderreichtums der Familien und der Arbeitsbelastung im Haushalt hatten durchschnittliche Hausfrauen nicht genug Zeit, um jeden Tag für fünfzehn Personen Kartoffeln zu schälen. So wurden die Kartoffeln lediglich gewaschen, von besonders solaninreichen Trieben und grünen Stellen befreit, in den Kochtopf geworfen und gegart. Mittags und abends gab es dann Pellkartoffeln mit Butter. Die Familienmitglieder, denen die Schale mit den Alkaloiden keine Probleme bereitete und denen die Kartoffeln so schmeckten, verzehrten sie ganz, während jene, denen die Kartoffel ohne Schale besser bekam, sie vor dem Essen schälten. So lernten in manchen Familien schon die kleinen Kinder, ihr Essen nach dem Kriterium der Bekömmlichkeit bestmöglich vorzubehandeln, bevor sie es aßen.

Und wie wurden zur Zeit unserer Ahnen die Kartoffeln gelagert? Dunkel, kühl und möglichst so, dass keine Druckstellen entstanden. Dann bekamen sie den Menschen nämlich besser. Der Grund dafür: Werden Kartoffeln zu lang dem Licht ausgesetzt oder gedellt, kommt es zu einem deutlichen Anstieg des Solaningehalts in Schale und Trieben. Auch bei diesem Sachverhalt spielt die Somatische Intelligenz unserer Altvorderen vermutlich eine entscheidende Rolle. Sie ist der Grund für die traditionelle Bearbeitung und Behandlung der Nahrung. Aufgrund ihrer körperlichen Erfahrung wussten sie, wie ihnen ihr Essen am besten bekam. Und so richteten sie ihre Lagerungs-, Zubereitungs- und Verzehrgewohnheiten daran aus.

Nicht zufällig zeichnet sich unsere traditionelle Küche auch dadurch aus, dass man viele Nahrungsmittel so zubereitete, dass man die für manche Menschen unverträglichen Stoffe entweder ganz mied oder durch Weiterverarbeitung wie Kochen, Fermentieren oder das Entfernen der Schalen beseitigte und das Essen auf diese Weise bekömmlicher machte.

NACHTSCHATTENGEWÄCHSE, SOLANIN UND SCHMERZPROBLEME

Außer in der Kartoffel finden sich auch in weiteren Nachtschattengewächsen nennenswerte Mengen an Pflanzenalkaloiden. So etwa in Tomaten – besonders wenn sie grün sind – sowie in Auberginen und Paprika. Schon beim einmaligen Verzehr von einem Pfund unreifer Tomaten kann es bei sensiblen Menschen zu schwerwiegenden Symptomen von Solanismus kommen. Dies kann im Sinne der Somatischen Intelligenz ein Grund dafür sein, dass manche Menschen eine Abneigung gegen diese Früchte haben oder nach dem Verzehr schon geringer Mengen eine schlechte Bekömmlichkeit wahrnehmen und sich einfach nicht wohlfühlen.

Seit Jahren arbeite ich eng mit Patienten zusammen, die zum Teil unter akuten oder chronischen Schmerzen leiden. Auch wenn zu diesem Thema die wissenschaftliche Datenlage noch nicht eindeutig ist, haben mir über die Jahre hinweg etliche Patienten rückgemeldet, dass sie ihr Schmerzleiden durch das Weglassen von Nachtschattengewächsen zum Teil deutlich lindernd beeinflussen konnten. Auch um diese Erfahrung machen zu können, ist natürlich die Fähigkeit gefragt, möglichst sensibel wahrzunehmen, wie der Körper auf die unterschiedlichen Nahrungsmittel reagiert.

Bei einer Familienfeier in einem Vollwertrestaurant waren in mehreren Gerichten, die wir bestellt hatten, auch Auberginen enthalten, die, wie an ihrer teils noch grünen Farbe zu erkennen war, noch nicht reif und, erkennbar an ihrer hohen Festigkeit, zudem nicht ausreichend durchgegart waren. Ich probierte als Erster davon, und die Reaktion an meiner Mundschleimhaut war ein eindeutiges Signal: Zuerst sorgte die Aubergine für ein kribbeliges und dann ein taubes Gefühl – ein typisches Zeichen für einen erhöhten Solaningehalt. Meine Familie und Freunde, die in einem der nächsten Gänge dann auch Auberginen auf dem Teller hatten, machten die gleiche Erfahrung. Wir alle ließen uns von den Signalen, die uns der Körper gab, leiten. Alle von uns, die diese Empfindungen auf der Zunge hatten, aßen die Auberginen nicht auf, sondern ließen sie zurückgehen. Indem wir unserer Somatischen Intelligenz Beachtung geschenkt hatten, konnten wir uns vor einer Vergiftung mit womöglich schwereren Nebenwirkungen der unreifen Früchte schützen.

ZAHNSCHÄDEN DURCH ROHKOST

Von vielen Befürwortern der Naturkost und von praktisch allen etablierten Ernährungsverbänden wird Obst als gesundheitsfördernd empfohlen. Dennoch müssen wir im Einzelfall abwägen, ob rohes Obst uneingeschränkt vorteilhaft ist.

Bitte verstehen Sie mich nicht falsch: Ich bin nicht gegen eine möglichst naturbelassene, vitalstoffreiche Ernährung. Im Gegenteil. Über Jahre hinweg habe ich mich sowohl wissenschaftlich als auch klinisch mit den positiven Effekten von Naturkost intensiv beschäftigt. Auch ich selbst ernähre mich zu großen Teilen des Jahres von viel frischem Obst. Und zweifellos gibt es viele Menschen, denen ein hoher Anteil an Frischkost kurz- wie langfristig gesundheitliche Erleichterung, Linderung und sogar Heilung von Krankheit bringen konnte. Allerdings dürfen wir nicht den leicht gemachten Fehler begehen, aus diesem Sachverhalt eine pauschale Empfehlung für die Allgemeinheit abzuleiten.

Meine Erfahrung in der klinischen Ernährungsberatung hat mir immer wieder gezeigt, dass individuell zu große Mengen an Obst oder anderer Rohkost bei bestimmten Menschen für Wochen oder auch Monate zu einer enormen Zustandsverbesserung beitragen konnten; doch bei einem bedeutenden Anteil dieser Menschen konnte man später beobachten, wie ab einem gewissen Zeitpunkt die zuvor positiven Effekte abgeschwächt wurden und irgendwann sogar ins Gegenteil umschlugen.

Diese Beobachtung konnten bereits viele Ernährungsforscher machen, die sich mit Rohkost beschäftigt haben. So scheint für manche Menschen ein hoher Anteil an Rohkost für einen vorübergehenden Zeitraum durchaus heilsam und förderlich zu sein. Ob jedoch dieser Heilimpuls auf Dauer zu einer Verbesserung der Vitalität beitragen kann, ist dadurch noch lang nicht klar und offenbar stark individuell.

Bereits nach zwei vitalstoffreichen Frischobsttagen – in meiner Klinik bieten wir diese Variation unseren Gästen an, um neue Erfahrungen zu sammeln – klagen manche Menschen über einen unangenehm angegriffenen Zahnschmelz, neben einer Reihe anderer möglicher Symptome. Auch dies können wir als ein Signal des Körpers verstehen, mit dem er uns im Sinne der Somatischen Intelligenz auf ein ungünstiges Zuviel an Obstrohkost aufmerksam machen will.

Mehrere Zahnärzte, mit denen ich mich über dieses Thema unterhalten habe, konnten mir diese Beobachtung bestätigen. Wenngleich sie anfänglich klare positive Effekte feststellten, haben manche Menschen durch den dauerhaft hohen Verzehr von Obst ernsthafte Schädigungen ihres Zahnschmelzes davongetragen, da sie sich für ihre Belange mit zu viel Fruchtsäure aus Obst belastet hatten, denen ihr Zahnschmelz nicht gewachsen war. Andere Menschen wiederum, die durch die Umstellung auf Rohkost eine deutliche Verbesserung ihres Gesundheitszustandes erleben durften, erfreuen sich auch nach Jahrzehnten noch einer stabilen Gesundheit und eines gesunden Zahnschmelzes, obwohl sie gewohnheitsmäßig hohe Mengen an Kernobst, Beeren und Zitrusfrüchten konsumieren.

Dass es offenbar auch möglich ist, ohne viel Frischkost auszukommen, zeigen jene Menschen, die einfach eine Abneigung gegen frisches Obst entwickelt haben und trotz Jahren des Obstverzichts dennoch gesund ein hohes Alter erreichen. Ich kenne sogar populäre Weltklasse-Athleten, die über Jahrzehnte hinweg zwar reichlich Gemüse, jedoch aus Verträglichkeitsgründen keinerlei rohes Obst gegessen haben, sich bester Gesundheit erfreuen und langfristig und beständig hervorragende Leistungen erbringen.

LABORTESTS VERSUS KÖRPERINTELLIGENZ

Zunehmend mehr Ernährungsmediziner und Heilpraktiker nutzen in ihrer Arbeit Labortests, mit denen sich herausfinden lässt, welche Nahrung zu den ganz individuellen körperlichen Bedürfnissen eines Menschen passt. Auf diesen Tests basierend, erhalten die Klienten dann konkrete Empfehlungen, welche Nahrungsmittel sie ohne Probleme essen können und welche sie vermeiden sollten. Eine ganze Reihe solcher Tests haben betroffenen Menschen schon helfen können, Linderung oder sogar Heilung von Beschwerden zu finden, die aufgrund von Nahrungsunverträglichkeiten entstanden waren. Auch gibt es Tests, die zeigen können, ob die Nahrung, die ein Mensch zu sich nimmt, bei ihm zu Stoffwechselstörungen führt oder welches Essen passender wäre, um Blutfette, Zuckerwerte oder auch das Körpergewicht wieder in Ordnung zu bringen. Dennoch können solche Tests nicht das SI-Training, also die Schärfung der Körperwahrnehmung beim Essen ersetzen. Dafür gibt es zwei wichtige Gründe:

Zum einen beziehen sich viele dieser Testergebnisse ausschließlich auf den Moment der Testung. Wie eben gesehen, wissen wir aber, dass alle Menschen sich lebenslang in einem ständigen Veränderungsprozess befinden. Die Ergebnisse eines Tests von vor einem Jahr könnten demnach heute vielleicht gar nicht mehr zutreffend sein. Wenn wir dennoch nach den Empfehlungen eines solchen Tests leben würden, könnte es sein, dass dies gar nicht mehr unseren jetzigen Bedürfnissen entspricht. Die Signale, die der Körper uns beim Essen sendet, können wir hingegen in jedem neuen Moment aktuell wahrnehmen und auf sie eingehen.

Der zweite Grund, warum die (häufig sinnvollen) Labortests das SI-Training nicht ersetzen können, liegt in der Art, wie Verhaltensänderung beim Essen tatsächlich vonstattengeht. Denn dauerhafte Veränderungen beruhen häufig nicht primär auf theoretischen Empfehlungen und rationalen Ernährungstipps. Wirkliche Veränderung von innen heraus geschieht oftmals erst durch die Wechselbeziehung zwischen Wissensumsetzung und achtsamer Körpererfahrung. Denn als fühlende Wesen haben wir die Fähigkeit zu einer lebendigen Balance von Instinkt und Vernunft. Jedem Klienten, der einen Stoffwechsel- oder Unverträglichkeitstest macht, empfehle ich daher auch, im gleichen Zug mit der SI-Methode seine Fähigkeit zur Selbstwahrnehmung zu schärfen. Die Chancen auf eine positive, dauerhafte Veränderung steigen so um ein Vielfaches.

Um Ihnen zu veranschaulichen, wie präzise die Biosensoren unseres Körpers uns mit ein wenig Übung zeigen können, welches Essen individuell zu uns passt und welches nicht, möchte ich Ihnen eine Geschichte erzählen: Noah, ein ausgebildeter Physiotherapeut und Osteopath, absolvierte 2019 an meinem Institut die Ausbildung zum Ernährungstrainer für Somatische Intelligenz. Je besser er die Techniken der SI-Methode beherrschte, desto klarer wurde ihm, dass ihm nur zwei Lebensmittelgruppen gesundheitliche Probleme bereiteten, nämlich ungesäuerte Milchprodukte und rohe Ananas.

Wenige Wochen nach der Ausbildung machte er zur Gegenprüfung einen Labortest auf Nahrungsmittelunverträglichkeiten, der mehr als 400 Nahrungsmittel umfasste. Als er das Ergebnis des Labortests erhielt, sendete er ihn mir zu. Das Ergebnis: Die meisten Nahrungsmittel vertrug er gut. Die beiden einzigen Ausnahmen: Milchprodukte und Ananas. Noahs Beschäftigung mit der SI hat in diesem Fall den Labortest vorweggenommen.

NOCH EINMAL: EIN PLÄDOYER GEGEN DIE DIÄTIDEOLOGIE!

Jeder Mensch hat unterschiedliche Ernährungsbedürfnisse. Dafür sorgen die Genetik, das Geschlecht, die gesundheitliche Situation und nicht zuletzt auch die Art der Aktivitäten, denen ein Mensch nachgeht. Hinzu kommt, dass sich auch je nach Lebensphase unsere Bedürfnisse verändern. So ist jeder Einzelne von uns heute ein anderer Mensch, als wir es zum Beispiel noch vor einem Jahr waren. So führt allein schon der stetige, oft vollkommen unbemerkte Abbau von Muskelmasse dazu, dass zum Beispiel Frauen, die in jungen Jahren noch um die 1600 Kalorien in Ruhe verbrauchten, im Alter um die sechzig Jahre nur noch rund 1000 Kalorien benötigen.

Je nach Lebensphase sind so auch unser Hormonstatus, unser Immunsystem und das Verhältnis von Fett und Muskeln ständig in Veränderung. Bei uns allen verändert sich so mit der Zeit auch unser Nährstoffbedarf, die Bekömmlichkeit und unsere individuellen Entgiftungskapazitäten gegenüber bestimmten Stoffen. Daraus können je nach Lebensphase vollkommen unterschiedliche Bedürfnisse nach ganz bestimmten Nahrungsmitteln und Nährstoffen entstehen. Wer einen diätetischen Rat geben will, sich dabei aber nur an allgemeinen Richtlinien orientiert, ohne die individuelle Konstitution des betreffenden Menschen zu verstehen, der handelt eindimensional und präventiv wie therapeutisch nicht vernünftig. Hier wird, wie schon so oft, Ernährungslehre zur Ideologie.

FÜR MANCHE MENSCHEN UNVERTRÄGLICHE STOFFE IN NAHRUNGSMITTELN[23]

Forschungsergebnisse belegen mittlerweile klar: Nicht jeder Mensch verträgt jedes Nahrungsmittel gleich gut. Das gilt sowohl für die Art der Nahrung als auch für die Menge. Auch wenn die meisten Menschen keine Probleme mit Unverträglichkeiten haben, gibt es doch viele, denen die in der folgenden Tabelle angegebenen Stoffgruppen nicht bekommen. Sie können ihnen sogar schaden. Vielen Betroffenen sind die Zusammenhänge zwischen bestimmten Stoffen in der Nahrung und individuellen Gesundheitsschäden nicht bewusst. Diese Tabelle gibt einen Überblick über die bekannten Wirkungen von Stoffen in der Nahrung, die Probleme machen können. Sie kann eine große Unterstützung dabei sein, die Signale des eigenen Körpers genauer zu verstehen.

SUBSTANZ	QUELLEN	MÖGLICHE WIRKUNG	WIRKUNG HEBT SICH AUF DURCH	WEITERE INFORMATIONEN
Amylase-Trypsin-Inhibitoren	Weizen, Roggen, Gerste, Kamut, Dinkel, Emmer, Soja, Buchweizen, Hirse, Teff, Einkorn.	Hemmung der Enzymverdauung von Stärke, dadurch Bildung von toxischen Stoffen im Darm.	Zumindest teilweiser Abbau durch Fermentierung (z. B. Backferment oder Sauerteig) wird diskutiert.	
Antivitamine	Sojabohnen, Rosenkohl, Rüben, Mungobohnen, Nierenbohnen, Zitrusfrüchte, Leinsamen.	Können Aufnahme von Vitaminen in den Stoffwechsel erschweren oder den Grad ihrer Verwertung hemmen.	Meist hitzelabil; durch Blanchieren, Erhitzen, Kochen zum Teil abbaubar.	
Aromastoffe (Food Design, z. B. Ethylvanillin (künstliches Vanillearoma) oder 6-Methylcumarin (als künstliches Waldmeister- oder Kokosaroma)	z. B. Speiseeis, Limonaden, Süß- und Backwaren sowie Fertiggerichte.	Veränderung des natürlichen Geruchs eines Produkts. Risiko einer mengenmäßig gesteigerten Nahrungsaufnahme.		EU-Bio-Siegel garantiert die Vermeidung von synthetischen Aromastoffen, ebenso private Labels (z. B. Biokreis, Bioland, Demeter oder Naturland). Verzicht auf synthetische Aromastoffe vereinzelt auch bei Herstellern von Nichtbioprodukten.
Ätherische Öle	Muskatnuss, Dill, Petersilie, Estragon, Fenchel, Basilikum, Lorbeer, Ingwer, Anis u. v. a.	Können leber- und nierentoxisch wirken.		

SUBSTANZ	QUELLEN	MÖGLICHE WIRKUNG	WIRKUNG HEBT SICH AUF DURCH	WEITERE INFORMATIONEN
Biogene Amine	Bananen, Hülsenfrüchte, Orangen, Pflaumen, Tomaten, Nüsse.	Kontraktion von glatter Muskulatur, möglicher Effekt: Blutdrucksteigerung.		
Cucurbitacine (Tetrazyklische Triterpene)	Zier- und Wildkürbisse, selten auch andere Kürbisgewächse wie Melonen, Gurken, Kürbisse, Zucchini.	Zelltoxisch; Reizung der Mundschleimhaut, vermehrte Speichelbildung, Übelkeit, Erbrechen, Durchfall, Kreislaufversagen.		Außer bei Zier- und Wildkürbissen sind neuere Züchtungen frei von Belastung, selten aber dennoch toxisch aufgrund von Kreuzungen oder Rückmutation (bei Bittergeschmack nicht essen!).
Cumarinderivate	Waldmeister, Datteln, Erdbeeren, Brombeeren, Aprikosen, Kirschen, Sellerie, Cassava.	Hemmung von Blutgerinnungsfaktoren in der Leber, gesteigerte Lichtempfindlichkeit.		
Cyanogene	Rüben, Fruchtkerne, Hülsenfrüchte, Leinsamen, Holunder, Gräser.	Einschränkung des Sauerstofftransports im Blut.		

SUBSTANZ	QUELLEN	MÖGLICHE WIRKUNG	WIRKUNG HEBT SICH AUF DURCH	WEITERE INFORMATIONEN
Favismus verursachende Substanzen.	Saubohnen (Vicia faba).	Bei angeborenem, speziellem Enzymmangel: Destabilisierung der Zellmembran, hämolytische Anämie, Veränderung der Blutgerinnung, Milz- und Leberschwellung.	Kochen vermindert Komplikationsrisiko.	
Geschmacksverstärker (Food Design) wie Mononatriumglutamat (E 621), Cystein-S-Sulfonsäure, Maltol (E 636)	Fertiggerichte, Knabberartikel, Süßwaren, Süßgetränke.	Diskussion des Risikos einer mengenmäßig gesteigerten Nahrungsaufnahme. Bei regelmäßigem Verzehr erhöhtes Risiko für Rückgang der Empfindsamkeit für das natürliche Aroma von Lebensmitteln.		EU-Bio-Siegel garantiert die Vermeidung von synthetischen Aromastoffen, ebenso private Labels (z. B. Biokreis, Bioland, Demeter oder Naturland). Verzicht auf synthetische Aromastoffe vereinzelt auch bei Herstellern von Nichtbioprodukten.
Glukosinolate	Kohl- und Krautarten, Brokkoli, Rüben, Senfkörner, Meerrettich, Raps, Kresse, Zwiebeln.	Förderung von Schilddrüsenvergrößerung, dadurch Förderung von Stoffwechsel- und Wachstumsstörungen.	Blanchieren und Kochen vermindert den Glukosinolatgehalt durch Übergang ins Zubereitungswasser.	Zum Teil glukosinolatfreie Züchtungen (z. B. bei Raps).

SUBSTANZ	QUELLEN	MÖGLICHE WIRKUNG	WIRKUNG HEBT SICH AUF DURCH	WEITERE INFORMATIONEN
Gluten	Hohes Vorkommen in Dinkel, Weizen, Kamut, Emmer, Einkorn, Hartweizen und Seitan. Geringeres Vorkommen in Roggen, Hafer und Gerste.	Kann bei entsprechender Veranlagung zu einer entzündlichen Erkrankung der Darmschleimhaut mit weitreichenden gesundheitlichen Folgen führen, z. B. zu Immunproblemen wie zur zöliakischen oder nichtzöliakischen Glutensensitivität.		
Lathyrismus verursachende Substanzen	Lathyrusarten: Wicken, Kicher- und Platterbsen.	Nervöse Störungen.	Kochen der geschälten Früchte eliminiert das Toxin fast vollständig.	
Lektine	Getreide, Hülsenfrüchte, Tomaten, Gurken, Kürbisse.	Kopfschmerzen, Erbrechen, Durchfall, Magen-Darm-Beschwerden. Besonders lektinreiche Feuerbohnen können bereits mit vier oder fünf rohen Samen beim Erwachsenen ernste Symptome verursachen. Vielfache Mengen können je nach Konstitutionstyp tödlich sein. Symptome treten oft ein bis drei Stunden nach Verzehr ein und verschwinden oft wieder nach etwa drei bis vier Stunden nach dem Einsetzen.	Lektine sind hitzelabil und werden beim Kochvorgang zerstört. Ausnahme: Weizenkeimlektin ist hitzestabil und kann durch Backferment oder Sauerteig unschädlich gemacht werden.	*Gluten* gehört auch zu den Lektinen, siehe Gluten.

SUBSTANZ	QUELLEN	MÖGLICHE WIRKUNG	WIRKUNG HEBT SICH AUF DURCH	WEITERE INFORMATIONEN
Oxalsäure	Getreiderandschicht, Spinat, Rote Bete, Mangold, Rhabarber.	Verstärkte Neigung zu Störungen der Blutgerinnung und Harnsteinbildung.	Durch Blanchieren, Erhitzen, Kochen zum Teil abbaubar.	
Phenole	Kaffeebohnen, Kartoffeln, Heidelbeeren, Äpfel, Karotten, Getreide.	Können Antivitamincharakter haben, Förderung der Salzsäuresekretion im Magen sowie Lebertoxizität.		
Phytate	Hülsenfrüchte (insbesondere Soja), Vollkorngetreide.	Bindung von Mineralstoffen aus der Nahrung, z. B. Kalzium, Magnesium, Eisen, Kupfer und Zink, die so im Darm vom Körper nicht aufgenommen werden können. Bindung von Kalzium, Magnesium und Zink, die in einem Recyclingprozess über die Verdauungssäfte der Bauchspeicheldrüse in den Dünndarm abgegeben und von dort rückresorbiert werden. Ein hoher Phytat-Anteil in der Nahrung kann daher bei diesen Mineralien einen Mangel erzeugen.	Bei der Herstellung von Vollkornbrot führt eine spezielle, fachgerechte Teigführung (Sauerteig, Backferment) zu einer Reduktion des Phytatgehalts.	

SUBSTANZ	QUELLEN	MÖGLICHE WIRKUNG	WIRKUNG HEBT SICH AUF DURCH	WEITERE INFORMATIONEN
Saponine	Spinat, Rote Bete, Spargel, grüne Bohnen, Sojabohnen, Blätter von grünem Tee, Erdnüsse, Zuckerrüben.	Hämolyse (verkürzte Lebensdauer von roten Blutkörperchen).	Hämolytische Wirkung durch Erhitzung teilweise verhinderbar.	
Stabilisatoren (Food Design)	z. B. Speiseeis, Limonaden, Süß- und Backwaren, Fertiggerichte.	Veränderung der natürlichen Eigenschaften eines Produkts, z. B. Förderung der Cremigkeit, Vermeidung oder Erhalt von Schaumigkeit, Imitation von Fettigkeit bei fettarmen Produkten, Aroma- und Geschmacksstabilität und Viskosität. Dienen auch als Überzugs- und Trennmittel, zum Erhalt der Krumigkeit, als Verklumpungshemmer, zum Erhalt von Farbe, der Hemmung der Austrocknung, sowie als Trägersubstanz für Geruchs- und Geschmacksstoffe.		EU-Bio-Siegel garantiert die Vermeidung von synthetischen Aromastoffen, ebenso private Labels (z. B. Biokreis, Bioland, Demeter oder Naturland). Verzicht auf synthetische Aromastoffe vereinzelt auch bei Herstellern von Nichtbioprodukten.

SUBSTANZ	QUELLEN	MÖGLICHE WIRKUNG	WIRKUNG HEBT SICH AUF DURCH	WEITERE INFORMATIONEN
Sulfotransferase-Inhibitoren	Hesperidin (Flavonoid-Gruppe) in Schalen von Orangen; Orangensaft mit zerkleinertem Fruchtfleisch (»Pulpe«) enthält mehr von diesem Flavonoid als ein Saft ohne Fruchtfleisch. Resveratrol (Polyphenol-Gruppe) in Rotwein, Weintrauben, Himbeeren, Maulbeeren, Pflaumen, Erdnüssen. Quercetin (Polyphenol- und Flavonoid-Gruppe) in Zwiebeln, Äpfeln, Brokkoli grünen Bohnen.	Bindung von Sulfotransferase. Bei knapper Ausstattung mit Sulfotransferase (Enzym zum Abbau von Stresshormonen) und gleichzeitigem erhöhtem Stress gibt es eine Erhöhung von Dopamin und Adrenalin. Die Folge: Kopfweh, Diabetes, Blutdruckerhöhung und sogar Herzinfarkt.		

SUBSTANZ	QUELLEN	MÖGLICHE WIRKUNG	WIRKUNG HEBT SICH AUF DURCH	WEITERE INFORMATIONEN
Süßstoffe (Food Design)	z. B. Speiseeis, Limonade, Brausen, Süß- und Backwaren, Fertiggerichte.	Verdacht der Steigerung der Kalorienaufnahme durch verstärkte Ausschüttung von Insulin, die durch einen Abfall des Blutzuckerspiegels zu Heißhunger führen kann. Gewöhnung an hohe Süße kann dazu führen, einen immer stärkeren Grad an Süße zu bevorzugen. Diskutiert werden auftretende Störungen an der Darmflora.		Unklar, ob Süßstoffe ins Fruchtwasser und ins Hirnwasser gelangen, daher sollten Schwangere darauf verzichten. Zum Abnehmen sind Süßstoffe nicht geeignet; hier ist oft ein allgemeiner Verzicht auf zu viele zuckerhaltige Lebensmittel wirksamer als die Umstellung von Zucker auf Süßstoffe. EU-Bio-Siegel garantiert die Vermeidung von synthetischen Süßstoffen, ebenso private Labels (z. B. Biokreis, Bioland, Demeter oder Naturland).

DEN WÄRMEHAUSHALT IN BALANCE BRINGEN – KÖRPERSIGNALE 2

Sich hinsichtlich der Körperwärme wohlzufühlen ist sehr wichtig für die Gesundheit. Vielleicht kennen Sie das auch: Viele Menschen leiden darunter, dass ihnen ständig kalt ist. Sie frösteln, obwohl sie sich warm angezogen haben, die Finger und Füße sind kalt, obwohl die Heizung schon auf Hochtouren läuft. Wieder andere finden ohne Wärmflasche am Abend im Bett nicht in den Schlaf.

Andere wiederum leiden unter einem Hitzegefühl, haben laufend mit Schwitzattacken zu kämpfen und sind schon bei leichter körperlicher Aktivität klatschnass vor Schweiß.

Wenn wir frösteln oder ein übermäßiges Wärmegefühl haben, kann uns das deutlich beeinträchtigen. In der Stimmung und auch körperlich. Was viele nicht wissen: Allein schon durch die passende Nahrung können wir unseren Wärmehaushalt sehr wirksam regulieren. Das kann uns beträchtlich dabei helfen, uns besser zu fühlen, leistungsfähiger zu sein und mit Belastungen besser umzugehen. Doch wie können Nahrungsmittel überhaupt wärmend wirken? Was ist bei der Zubereitung zu beachten? Und wie können wir herausfinden, welche Nahrungsmittel wir dazu brauchen? Auch hier kann uns das besonnene Hineinspüren in den Körper helfen, das individuell passende Essen für unsere *individuelle Wohlfühlwärme* zu finden.

WAS FRÖSTELN UND HITZEGEFÜHLE UNS VERRATEN

Manchmal ist häufiges Frösteln oder ein übermäßiges Hitzegefühl ein Symptom für ein anderes zugrunde liegendes Leiden, zum Beispiel für eine gestörte Schilddrüsenfunktion, für hormonelle Probleme oder Durchblutungsstörungen. Auch Menschen mit Fibromyalgie, einem sehr unangenehmen Syndrom, das oft mit Schmerzen einhergeht, frösteln sehr häufig. Und auch Menschen, die unter Depression leiden, klagen oft über ein unangenehmes Kältegefühl.

Doch es geht auch andersherum: Denn ständiges Frösteln oder Hitzegefühl können ihrerseits auch das Risiko für andere Probleme erhöhen: Denn wenn der Wärmehaushalt nicht stimmt, sind auch das Wohlbefinden, die Stimmung und das Leistungsvermögen beeinträchtigt. Wem andauernd kalt ist, läuft Gefahr, in vielen Bereichen des Lebens unter seinen Möglichkeiten zu bleiben. Vielleicht konnten Sie es auch schon am eigenen Leib erfahren: Es ist schwer, begeistert zu sein, wenn einem kalt ist. Auch gute Laune und Lebenslust sind gar nicht so einfach aufrechtzuerhalten, wenn man laufend fröstelt.

Aber auch wer »die Hitze hat«, fühlt sich dabei in aller Regel alles andere als pudelwohl. Schweißausbrüche, wenn man sie am wenigsten gebrauchen kann, etwa bei wichtigen Treffen, und ein erhöhtes Risiko, sich zu erkälten, wenn man schweißnass einem kalten Luftzug ausgesetzt wird, sind nur einige der leidigen Situationen, mit denen sich Betroffene immer wieder arrangieren müssen. Einige Naturheilkundler gehen sogar davon aus, dass Menschen mit laufenden Hitzeepisoden sogar ein erhöhtes Risiko für Herz-Kreislauf-Erkrankungen und Schlaganfälle haben. Sowohl körperlich als auch psychisch ist es von Vorteil, eine angenehme Körperwärme zu haben.

MIT DEM PASSENDEN ESSEN DEN WÄRMEHAUSHALT REGULIEREN

Die Traditionelle Chinesische Medizin, eine über viele Generationen hinweg entstandene Erfahrungsheilkunde, berichtet schon lange von ihrer Beobachtung, dass eine gestörte Wärmeregulation auch von einer für den jeweiligen Menschen unpassenden Nahrungsaufnahme kommen kann und dass sich so manches störende Fröstel- und Wärmegefühl durch die passende Nahrung ausgleichen lässt.

Mittlerweile kann auch unsere westliche Forschung einiges davon wissenschaftlich belegen.

Zum Teil, so die Wissenschaftler, ist dies darauf zurückzuführen, dass bei bestimmten Nährstoffen im Körper durch ihre enzymatische Aufspaltung, ihren Transport und ihre Verstoffwechselung mehr Energie aufgewendet werden muss als bei anderen. So werden bei einer gemischten Mahlzeit rund zehn Prozent der aufgenommenen Energie sofort und in den kommenden Stunden für die nach der Mahlzeit stattfindende Wärmeentwicklung umgesetzt.

Grundsätzlich produziert Essen im Körper immer Wärme: Kalorien sind schließlich nichts anderes als Energie, die in den Zellen »verbrannt« wird, um den gesamten Organismus am Leben zu halten. Allerdings haben nicht alle Nährstoffe die gleiche Wärmewirkung. Vielmehr gibt es hier je nach Nahrungsmittel große Unterschiede: Während bei den Fetten nur rund zwei Prozent ihres Energiegehalts in Wärme umgewandelt werden, sind es bei Kohlenhydraten acht Prozent – und bei Proteinen zwischen zwanzig und dreißig Prozent ihres Kaloriengehalts, die in den Stunden nach dem Essen in Wärme umgewandelt werden und damit die Wärmeregulierung deutlich beeinflussen.

Hiermit lässt sich auch der deutlich wärmende Effekt erklären, von dem viele Menschen berichten, wenn sie eine proteinreiche Mahlzeit, zum Beispiel mit viel Fleisch, Fisch, Tofu oder

Linsen, gegessen haben. Es kommt also nicht von ungefähr, dass viele von uns im Winter ganz intuitiv nach mehr proteinhaltiger Nahrung greifen als im Sommer, schlichtweg, um damit dem Wärmehaushalt aufgrund der niedrigeren Außentemperaturen auf die Sprünge zu helfen.

Wichtig ist hierbei, dass wärmende oder auch kühlende Effekte durch die Nahrung nicht nur von der Temperatur der Nahrung abhängen. Vielmehr ist es so, dass Wurst, Fleisch oder andere proteinreiche Produkte oft auch dann eine wärmende Wirkung entfalten, wenn wir sie kalt zu uns nehmen. Es kommt also weit weniger auf die Temperatur an, mit der wir eine Speise essen, als auf die Inhaltsstoffe. Trotzdem kann sich durch Erhitzung auch die chemische Struktur eines Nahrungsmittels verändern, wodurch sich seine Wirkung auf den Wärmehaushalt ändern kann. So geht man in der Naturheilkunde davon aus, dass Hafer im gebackenen Zustand, etwa in Haferkeksen, eine stärkere Wärmewirkung entfaltet als in Form von Haferflocken.

Darüber hinaus gehen manche Forscher davon aus, dass ganz bestimmte Substanzen, zum Beispiel spezielle Gewürze, die Wärmeproduktion in den Körperzellen ankurbeln können. Und wieder andere Stoffe, so die Forscher, entfalten ihre Wärmewirkung schlichtweg dadurch, dass sie, wie wir es zum Beispiel von scharfem Pfeffer oder von Chilischoten her kennen, die Durchblutung fördern, indem sie die Haut und die Schleimhäute reizen. Auch das führt zu einer zusätzlichen Wärmeproduktion.

Kommt das Frösteln von niedrigem Blutdruck, dann können Kaffee und schwarzer oder grüner Tee helfen. Sie enthalten Koffein oder damit verwandte Stoffe, die den Blutdruck innerhalb von Minuten erhöhen können und so dafür sorgen, dass einem wärmer wird. Interessant ist auch hier zu sehen, dass Menschen oft ganz intuitiv zu solchen Produkten greifen, wenn ihnen niedriger Blutdruck oder Frösteln zu schaffen machen.

Ist stattdessen der Blutdruck ohnehin erhöht, kann Kaffee dafür sorgen, dass der Blutdruck übermäßig erhöht wird.

Bezeichnenderweise fühlen sich die Betroffenen, wenn sie erst einmal für die Signale, die ihnen der Körper gibt, sensibel geworden sind, mit Kaffee oft auch nicht richtig wohl. Oft reagieren sie dann mit einer schlechten Bekömmlichkeit in Form von Unwohlsein, innerer Unruhe, mit »Flattrigkeit« oder ganz einfach mit einer Unlust gegenüber Produkten mit hohem Koffeinanteil.

Auch Nahrungsmittel, die Süßholzwurzel enthalten, können den Blutdruck erhöhen. Grund dafür ist die darin enthaltene Glycyrrhizinsäure. Enthalten ist sie zum Beispiel in Lakritz, aber sie ist auch häufig Beigabe in manchen Teemischungen wie Chai- und Ingwertee-Mischungen und sogar in einigen Magen-Darm-Tees.

Manche meiner Kollegen, mit denen ich mich darüber austauschen konnte, und auch ich selbst, haben die Beobachtung gemacht, dass Glycyrrhizinhaltiges oft bevorzugt von solchen Menschen genossen und als wohltuend und angenehm beschrieben wird, die eher einen niedrigen Blutdruck haben und die zum Frösteln neigen. Verständlicherweise *ruft* der intelligente Körper dieser Menschen nach dem Nährstoff.

Und hier das Gegenbeispiel: Ich kenne Menschen, die mit hohem Blutdruck zu tun haben und bei denen Lakritz und andere Süßholzprodukte nach dem Verzehr Beschwerden wie einen aufgeblähten Bauch, unreine Haut oder Immunprobleme hervorrufen. Auch solche Unverträglichkeiten und Beschwerden können wir durchaus als somatische Marker, als Signale des Körpers, verstehen, die uns zeigen, dass das jeweilige Nahrungsmittel nicht zu den tatsächlichen Bedürfnissen des Körpers passt.

In der Schwangerschaft sollten Frauen allerdings generell vorsichtig mit Nahrungsmitteln sein, die Glycyrrhizin enthalten, da es offenbar bestimmte Bereiche der Gebärmutterwand durchlässig machen und eine erhöhte Ausschüttung von Stresshormonen bewirken kann. Das könnte beim Embryo das Risiko für Entwicklungsstörungen erhöhen. Auch wenn in dieser Frage noch nicht alle Zusammenhänge geklärt sind, sollten Schwangere daher vorsichtshalber auf größere Mengen an Lakritz verzichten, auch wenn sie eine große Lust darauf haben.

KÖRPER UND GEIST MIT DER PASSENDEN NAHRUNG IN BALANCE BRINGEN

Aus der Embodimentforschung, einer jungen Wissenschaftsdisziplin, die sich mit der Wirkung des Körperzustandes auf die Psyche beschäftigt, wissen wir heute, dass wir über Impulse, die wir am Körper setzen, auch unseren psychischen Zustand und unsere Gefühle beeinflussen können. Übertragen wir diesen Wirkungsweg auf die Wärmeregulation, so können wir daraus folgern: Je besser die thermische Balance, desto besser die Chancen auf eine gute Stimmung, gute Konzentrationsfähigkeit sowie innere Klarheit und Leistungsvermögen.

Auch wenn zu diesem Thema noch längst nicht alle Zusammenhänge erforscht sind, empfehlen manche Psychotherapeuten ihren Klienten mittlerweile erfolgreich neben der eigentlichen Psychotherapie je nach individueller Situation wärmende Tees, Duft- und Aromaöle, Gewürze und andere Essenzen, die über den Körper auch die Psyche regulieren und positiv beeinflussen können. Auch meine eigene jahrzehntelange Erfahrung konnte mir zeigen, dass sich über die bewusste Verwendung von Nahrungsmitteln der Wärmehaushalt und das Wohlbefinden erfolgreich beeinflussen lassen. Auch hier bringt das bewusste Trainieren der Selbstwahrnehmung beim Essen eine Menge: Denn je feiner Menschen ihre Körperwahrnehmung rund ums Essen und Trinken geschärft haben, desto leichter fällt ihnen auch die Auswahl ihrer Nahrung aus thermischer Sicht. Je besser das Körpergefühl ausgeprägt ist, desto leichter erkennen Menschen oft schon anhand ihrer Lust auf ein bestimmtes Essen oder der Geruchsinformation, die ihnen ein bestimmtes Nahrungsmittel gibt, mit welcher Nahrung sie ihren Wärmehaushalt in Harmonie bringen können.

DIE PASSENDE NAHRUNG FINDEN – SCHLÜSSEL FÜR EINEN GESUNDEN WÄRMEHAUSHALT

Noch nie in der Geschichte hatten Menschen eine solche Fülle an Nahrungsmitteln zur Auswahl wie heute. Wenn wir wollen, können wir heute unser Frühstück mit erstklassigen Flugmangos aus Brasilien, frischer Ananas aus Thailand oder Erdbeeren aus Spanien beginnen. Die Frage ist allerdings, ob so ein Angebot wirklich für alle Menschen Sinn macht.

Wir gehen immer noch meist undifferenziert davon aus, dass viel Obst immer auch sehr gesund sei. Da exotische Obstarten aber praktisch durchweg eine kühlende Wirkung auf den Körper haben, steigt mit ihnen für diejenigen unter uns, die ohnehin schon von ihrer Konstitution her zum Frösteln neigen, das Risiko, dass sie bei einem anschließenden Herbstspaziergang, einem Tag auf der Skipiste mit frischer Winterluft, einer kalten Morgendusche oder zu leichter Kleidung für den weiteren Tag mehr frieren, als sie es mit einer passenderen, wärmenderen Ernährung müssten.

Dasselbe Prinzip gilt auch dann, wenn Menschen, die vor Kälte durchgefroren sind, in ihrer Absicht, einer drohenden Erkältung zu begegnen, große Mengen an Zitrusfrüchten essen. Zwar sind in Zitrusfrüchten Stoffe enthalten, die bei vielen Menschen die Abwehrkräfte unterstützen. Doch sie tragen auch dazu bei, dass die Betroffenen innerlich noch mehr auskühlen. Das Erkältungsrisiko erhöht sich dadurch sogar. Weit günstiger wären in solch einem Fall oft Ingwer, Ingwertee oder Kurkuma – vorausgesetzt, man verträgt es. Denn die Ingwerwurzel wirkt von ihren Eigenschaften her tatsächlich wärmend auf den Körper. Zudem enthält sie Scharfstoffe wie Gingerol und Shagaol, die bei vielen Menschen nachweislich eine entzündungshemmende Wirkung haben.

Menschen, die ihre Körperwahrnehmung in Bezug aufs Essen und Trinken vertieft haben, greifen interessanterweise in solchen Fällen oft weit seltener zu Zitrusfrüchten, sondern verspüren eher Lust auf solche Nahrungsmittel, die eine wärmende Wirkung haben und die ihnen zugleich auch gut bekommen.

Tatsächlich beschränkt sich dieser Zusammenhang nicht allein auf solche eher selten auftretende Situationen. Vielmehr stören viele von uns ihren Wärmehaushalt und damit einhergehend ihr Leistungsvermögen und ihr Wohlbefinden laufend von Neuem, weil sie die thermische Wirkung ihrer Nahrungsmittel auf den Körper nicht berücksichtigen.

Statt den Fokus auf die momentane körperlich spürbare Passung ihres Essens zu richten, versuchen viele Menschen nach Plänen oder starren Ernährungskonzepten zu essen. So kommt es, dass viele gesundheitsmotivierte Menschen, wenngleich in allerbester Absicht, gegen die Bedürfnisse des eigenen Körpers essen, indem sie Empfehlungen folgen, die gar nicht zu ihnen passen – und ihre tatsächlichen momentanen biologischen Bedürfnisse dabei laufend übersehen. So zum Beispiel viele Rohköstler, die aufgrund der immer wieder angepriesenen vermeintlichen Vorteile von Obst und Gemüse große Mengen davon zu sich nehmen und als Resultat davon andauernd frieren und sich unwohl fühlen.

Aber heißt das für *Kältetypen*, dass Rohkost in der kalten Jahreszeit komplett tabu ist? Nein, natürlich nicht. Menschen sind unterschiedlich, und während der eine auch im Winter nicht ohne eine gute Portion frisches Obst oder Gemüse sein möchte, bekommt der andere schon beim Gedanken daran bezeichnenderweise eine Gänsehaut. Wer zum Frieren neigt und trotzdem gern Frisches isst, kann Obst und Gemüse einfach zusätzlich zu wärmebildender Nahrung in den Tagesablauf einbinden.

Sicher können wir den Wärmehaushalt auch mittels Bewegung, Kleidung, warmen Fußbädern, Wärmflaschen und vielen anderen Warm- und Kaltanwendungen regulieren. Das Essen und Trinken als Mittel zur Wärmeregulierung bringt jedoch zwei besondere Eigenschaften mit sich: Erstens kann Essen seine Wärme- oder Kältewirkung relativ schnell entfalten. Und zweitens hält der entsprechende Temperaturimpuls oft über Stunden hinweg an.

Das Ziel ist es also auch hier, anstatt Diätstandards zu folgen, lieber die tatsächlichen eigenen Bedürfnisse zu erkennen, die der Körper uns ohnehin unentwegt anzeigt. Um in die Balance zu kommen, sowohl körperlich als auch psychisch, ist es wichtig, die Nahrung so auszuwählen, dass wir durch sie in eine thermische Balance kommen. Bei einem Kältegefühl durch eher wärmespendendes und bei mehr Hitze durch kühlendes Essen.

WAS KÄLTE- UND HITZETYPEN KONKRET MACHEN KÖNNEN

Um einen ausgeglichenen Wärmehaushalt zu erreichen, müssen wir zwei wesentliche Fragen beantworten:

Erstens: Was für ein Konstitutionstyp bin ich überhaupt? Bin ich aufgrund meiner Genetik oder meiner Hormonlage ein Wärmetyp, der auch in kühler Umgebung nicht so leicht zum Frieren neigt? Oder zähle ich von meiner Konstitution her eher zu den Kältetypen, die selbst im Sommer zum Frieren neigen und die sich selbst mit langer Hose und Pullover schnell unwohl fühlen, wenn der Raum nicht auf 23 Grad temperiert ist?

Zweitens: Wie ist meine momentane Verfassung? Ist mir jetzt gerade eher kalt oder warm? Was macht mein momentanes Temperaturempfinden mit meiner Stimmung, meinem Wohlbefinden und mit meiner Gesundheit? Habe ich in den vergangenen Stunden bestimmte Nahrungsmittel zu mir genommen, die meinen Wärmehaushalt beeinflusst haben? Und: Mit welcher Nahrung kann ich meinen Wärmehaushalt harmonisieren? Was sagen meine Körpersignale dazu? Verspüre ich gerade Lust auf bestimmte Nahrungsmittel?

Je achtsamer wir unser Gefühl und unser Verständnis für uns selbst und für unsere Nahrung verfeinern, desto höher werden die Chancen auf Wohlbefinden, ein gutes Leistungsvermögen und ein Leben in Gesundheit.

Konkret umgesetzt kann ein konstitutionsbedingter *Kältetyp* durch wärmebildende Nahrung in die Wärmebalance kommen. Ein *Hitzetyp* hingegen kann mehr für sein Wohlbefinden tun, indem er mehr Erfrischendes zu sich nimmt. Oft geschieht jedoch das genaue Gegenteil, was dann zu allerlei Schwierigkeiten führen kann: Den gängigen Diättipps folgend, starten etwa viele Menschen, die ohnehin eher Kältetypen sind, ihren Tag mit einem Obstsalat, einem Fruchtsaft oder einem Quark – allesamt von ihrer thermischen Wirkung her erfrischende Nahrungsmittel. Doch es wäre für sie besser, zu Schinken, Käse oder Amarantmüsli zu greifen.

Umgekehrt greift mancher von uns mit hitzebildender Konstitution (meist Männer) schon morgens zu Wurst, Fleisch und Getreidegebäck, was ihn nur noch weiter erwärmt. Um in die neutrale thermische Balance zu gelangen, wäre in diesem Fall stattdessen eher eine Auswahl an erfrischenden Speisen viel günstiger.

WARUM DIE NAHRUNGSAUSWAHL AUCH VON KLIMA UND WETTER ABHÄNGT

Je höher die Umgebungstemperaturen sind, desto weniger wärmebildende Nahrung brauchen Menschen, um in ihre Wärmebalance zu kommen. Was also einem Menschen im Winter gut passt und gut bekommt, kann für denselben Menschen im Sommer aufgrund der anderen Umgebungstemperaturen schon kontraproduktiv, leistungs-, gesundheits- und stimmungsmindernd sein.

Im wärmeregulierenden Effekt des Essens liegt somit auch ein Grund dafür, dass wir in unterschiedlichen Klimazonen, zu verschiedenen Jahreszeiten und auch je nach Wetterlage oft unterschiedliche Ernährungsbedürfnisse haben. Nicht von ungefähr setzen die Kulturen in nördlichen Gefilden traditionell weit mehr wärmespendendes Essen auf die Speisekarte als die der Südländer. Und selbst Wärmespender wie das süße, glycyrrhizinreiche Lakritz und Schokolade finden in nordischen Gefilden einen weit höheren Absatz als in den Äquatorialebenen unseres Planeten.

DIE EINTEILUNG DER NAHRUNG NACH IHRER WÄRMEWIRKUNG

Sowohl ein übermäßiges Hitzegefühl als auch ein Kältegefühl kann, wenn es lang anhaltend oder öfter auftritt, die Gesundheit, das Leistungsvermögen und das Wohlbefinden beeinträchtigen. Mit der entsprechenden Nahrung haben Sie die Möglichkeit, solche Zustände zu regulieren.

Um für sich herauszufinden, welche Nahrung welche thermische Wirkung auf den Körper hat, kann Ihnen die folgende Tabelle eine gute Hilfe sein. Mit der Tabelle, die auf den verschiedenen Erkenntnissen der Traditionellen Chinesischen Medizin, der Naturheilkunde und auch der modernen Ernährungswissenschaft beruht, können Sie sich ein Grundverständnis schaffen, wie Sie Ihren individuellen Wärmehaushalt mit der jeweiligen Nahrung regulieren können.

DIE EINTEILUNG DER NAHRUNG NACH IHRER THERMISCHEN QUALITÄT[24]

GETREIDE

HEISS	WARM	NEUTRAL	ERFRISCHEND	KALT
	Amarant	Buchweizen	Graupen	Haferflocken
	Dinkel	Hirse	Raugerste	Weizenflocken
	Grünkern	Mais	Weizen	Weizenkleie
	Hafer	Quinoa		
		Reis		
		Roggen		

NÜSSE

HEISS	WARM	NEUTRAL	ERFRISCHEND	KALT
	Pinie	Haselnuss	Cashew	
	Pistazie	Kürbiskern	Sesam	
	Walnuss	Mandel		

GEMÜSE

HEISS	WARM	NEUTRAL	ERFRISCHEND	KALT
Trüffel, weiß	Bohnen, schwarz	Bohnen, grün	Artischocke	Algen
	Fenchel	Chinakohl	Aubergine	Palmenmark
	Kastanie	Erbsen	Avocado	Wasserspinat

HEISS	WARM	NEUTRAL	ERFRISCHEND	KALT
	Kürbis	Grünkohl	Blumenkohl	
	Meerrettich	Karotten	Brokkoli	
	Okra	Kartoffeln	Champignons	
	Olive	Kohl	Chicorée	
	Süßkartoffel	Kohlrabi	Grüner Salat	
	Zwiebel	Linsen	Gurke	
		Rosenkohl	Mangold	
		Rote Bete	Paprika	
		Rotkohl	Radieschen	
		Rüben	Rettich	
		Sellerie	Spargel	
		Topinambur	Tomate	
		Wirsing	Zucchini	

OBST

HEISS	WARM	NEUTRAL	ERFRISCHEND	KALT
	Aprikose	Dattel	Apfel	Banane
	Pfirsich	Feige	Birne	Grapefruit
	Kaktusfeige	Papaya	Beeren	Kiwi
	Litschi	Pflaume	Honigmelone	Mango
	Rosine	Traube	Mandarine	Wassermelone
	Süßkirsche		Orange	Zitrone

KRÄUTER UND GEWÜRZE

HEISS	WARM	NEUTRAL	ERFRISCHEND	KALT
Anis	Essig	Kakao	Kresse	Fabrik-zucker
Bockshorn-klee	Basilikum	Safran		Miso
Chili	Galgant	Salbei		Salz
Curry	Ingwer			Sojasoße
Fenchel-samen	Knoblauch			
Muskatnuss	Kümmel			
Nelke	Kurkuma			
Pfeffer	Rosmarin			
Sternanis	Schnitt-lauch			
Ysop/ Eisenkraut	Senf			
Zimt	Thymian			

GETRÄNKE

HEISS	WARM	NEUTRAL	ERFRISCHEND	KALT
Ingwer-tee	Fencheltee	Traubensaft	Apfelsaft	Birnensaft
Yogitee, Chai	Getreide-kaffee	Maishaar-tee	Fruchtsaft	Grüner Tee
	Kaffee	Süßholztee	Brottrunk	Enziantee
		Schwarzer Tee	Melissentee	Schafgarben-tee

HEISS	WARM	NEUTRAL	ERFRISCHEND	KALT
		Malzbier	Pfefferminztee	Wasser, unter Körper-temperatur

ALKOHOLISCHE GETRÄNKE

HEISS	WARM	NEUTRAL	ERFRISCHEND	KALT
Bitterlikör	Honigwein		Altbier	Pils
Cognac	Likör		Sekt	Wermuth
Glühwein	Rotwein		Prosecco	
Schnäpse	Sake		Weißwein	
Whiskey			Weizenbier	

MILCHPRODUKTE (UND EI)

HEISS	WARM	NEUTRAL	ERFRISCHEND	KALT
	Schafskäse	Butter	Dickmilch	Joghurt
	Schimmel-käse	Kuhmilch	Käse	
	Ziegenkäse	Sahne	Quark	
	Ziegen-milch	Sojamilch	Kefir, Buttermilch	
		Ei		

FISCH (UND SCHNECKE)

HEISS	WARM	NEUTRAL	ERFRISCHEND	KALT
Aal	Forelle	Flunder	Auster	Fischbrühen
	Garnele	Hering	Hai	Pulpo (Krake)
	Hummer	Kabeljau	Heilbutt	Seespinne
	Lachs	Karpfen	Scholle	Rochen
	Sardelle	Krabben	Seeteufel	Seewolf
	Thunfisch	Sardinen	Steinbutt	Taschen-krebs
	Geräucherte Fische	Schnecke	Tintenfisch	

FLEISCH

HEISS	WARM	NEUTRAL	ERFRISCHEND	KALT
Lamm	Hirsch	Gans	Ente	
Schaf	Huhn	Gämse	Hase	
Ziege	Rind	Kalb	Kalbsleber	
Alle gegrillten Fleischsorten	Schwein	Pute	Kaninchen	
Essenzen	Wild	Taube	Speck	
Kraftsuppen	Wildschwein			

SÜSSIGKEITEN

HEISS	WARM	NEUTRAL	ERFRISCHEND	KALT
	Lakritz (je höher der Anteil an Glycyrrhizinsäure, desto höher die Wärmewirkung)			
	Schokolade (je höher der Anteil an Kakao, desto stärker die Wärmewirkung)			
	Haferkekse			

WIE DIE ZUBEREITUNGSART DIE WÄRMEWIRKUNG BEEINFLUSST

Wie sollte man die Art der Zubereitung anpassen, wenn man dazu neigt zu frösteln? Natürlich kann es kurzfristig viel bringen, das Essen zu garen und ganz warm (oder heiß) zu sich zu nehmen. Daher verdrängen traditionell in allen Völkern im kalten Winter gegartes Gemüse und Suppen die sommerlichen Salate, und anstelle auf Müsli oder Brote setzt man auf wärmendes Porridge, Lachs oder Schinkenspezialitäten.

Die Frischkostanteile an Obst und Gemüse müssen wie gesagt deshalb nicht völlig wegfallen. Vielmehr sind die Bedürfnisse von Menschen zum Teil sehr unterschiedlich, und während der eine sich auch im Winter ohne einen großen Anteil Frischobst und -salat nicht wohlfühlt, bekommt der andere vielleicht schon beim reinen Gedanken an Obst in der Kälte eine Gänsehaut. Auch hier gilt: Sie selbst können herausfinden, was Ihnen am besten bekommt und was Sie selbst am besten in die Balance bringt.

TRINKEN IM EINKLANG MIT DEM KÖRPER – KÖRPERSIGNALE 3

Wasser ist der für uns wichtigste Nährstoff. Doch nicht jedes Wasser wirkt gleichermaßen auf den Körper. Es gibt deutliche Unterschiede zwischen den verschiedenen Wasserarten. Wie bei festen Nahrungsmitteln wirkt längst nicht jedes Wasser bei jedem Menschen auf dieselbe Art. Besonders faszinierend hierbei: Auch bei der Auswahl von Wasser kann uns das Körpergefühl helfen, die richtige Art und Menge für uns zu finden.

Als junger Mann, schon als Neunzehnjähriger, arbeitete ich für einige Jahre im Rettungsdienst. Vielleicht konnten Sie, vielleicht im Fernsehen, vielleicht im richtigen Leben, schon einmal beobachten, dass der Patient bei Rettungseinsätzen fast immer gleich zu Beginn, nachdem sich die Rettungskräfte seiner angenommen haben, eine Infusion mit Wasser und Mineralstoffen bekommt. Dabei handelt es sich um eine der grundlegendsten Maßnahmen, um den Organismus zu stabilisieren.

Erst wenn der Zugang mit der Infusionslösung (Hauptbestandteil ist stets Wasser!) liegt, beginnen in aller Regel die Rettungsprofis mit der Behandlung der Notfallsymptome. Daran lässt sich erkennen, wie wichtig eine gute Versorgung mit Wasser und Mineralstoffen für unsere Gesundheit ist.

Ohne Wasser läuft im Leben gar nichts: Wir brauchen es als Helfer für chemische Reaktionen, als Bestandteil von Zellen und Blut – und ganz besonders auch, um uns von überschüssigen Stoffen zu entgiften, dann müssen wir nämlich »Wasser lassen«.

LEITUNGSWASSER, MINERALWASSER, HEILWASSER

Welchen Effekt ein Getränk auf den Körper hat, hängt von seinen Inhaltsstoffen ab. Denn selbst Wasser kann je nach seinem Gehalt an Mineralstoffen völlig unterschiedliche Wirkungen auf den Säure-Basen-Haushalt, aber auch auf die unterschiedlichen Organe des Körpers haben. Deshalb können sich unterschiedliche Wassersorten – je nach ihrer Zusammensetzung – unterschiedlich auf die Gesundheit und sogar auf den Verlauf der unterschiedlichsten Krankheiten lindernd und sogar heilend auswirken.

Die preislich günstigste Variante ist ganz zweifellos für die meisten Menschen das Leitungswasser. Angenehm ist auch, dass beim Wasser aus dem Hahn der oft umständliche, schwer und letztlich auch mit Belastungen der Umwelt verbundene Transport von Flaschen nach Hause wegfällt. Allerdings kann Trinkwasser aus dem Leitungssystem auch entscheidende Nachteile haben.

So liegt etwa, verglichen mit Mineralwasser, der Gehalt an Mineralstoffen und an Hydrogencarbonat, einem Stoff, der sich sehr günstig auf die Gesundheit auswirken kann, beim Leitungswasser häufig deutlich niedriger. Gerade bei Menschen mit erhöhtem Bedarf an Mineralien, zum Beispiel Sportlern oder Menschen, die körperlich schwer arbeiten, stark gestresst sind, an einer Erkrankung leiden oder viel schwitzen, kann das über kurz oder lang zu schwerwiegenden Problemen führen – vor allem dann, wenn gleichzeitig über die feste Nahrung zu wenige Mineralstoffe aufgenommen werden.

PROBLEME DURCH BELASTETES LEITUNGSWASSER

Auch wenn unser Wasser aus dem Hahn streng kontrolliert wird, können wir leider Verunreinigungen dennoch nicht ausschließen. So kann in hochbelasteten Regionen durch zu starke Gülledüngung, durch Pestizide aus dem Landbau oder aufgrund von Industrieabfällen das Trinkwasser schwer belastet sein.

Und auch bei manchen anderen problematischen Stoffen können die Klärbetriebe technisch bedingt nicht garantieren, dass das Wasser rückstandsfrei ist: So ist es trotz moderner Klärtechnik bislang nicht möglich, Rückstände von Medikamenten wie Schmerzmitteln und Blutdrucksenkern, die über natürliche Ausscheidung ins Abwasser gelangen, aus dem Trinkwasser zu entfernen – ein Zustand, den Experten der Berliner Wasserbetriebe und das Berliner Amt für Gesundheit und Soziales als ein echtes Gesundheitsrisiko verstehen.[25]

Aus Gesprächen mit Baubiologen, Experten, die sich mit Schadstoffbelastungen in Wohnräumen befassen, weiß ich, dass immer wieder auch Fälle bekannt werden, in denen aus alten Wasserleitungen, oft in Altbauten, giftige Bleianteile in das Trinkwasser überwandern. Mit einer Trinkwasseranalyse, die man bei einem regionalen Labor in Auftrag geben kann, können Sie auf einfache Weise klären, ob Ihre eigenen Leitungen im Haus betroffen sind oder nicht.

Um sich vor solchen Belastungen im Leitungswasser zu schützen, nutzen immer mehr Menschen Reinigungsanlagen, die das Wasser aus dem Hahn entweder per Dampfdestillation oder per Umkehrosmose von Schadstoffen befreien.

Diese Geräte arbeiten sehr effektiv, ich selbst war verwundert, wie viele Schadstoffe wir in der Altbauwohnung mit den entsprechend uralten Leitungen, in der meine Frau und ich wohnten, als wir noch studierten, mit unserem Destilliergerät aus dem Wasser herausholten. Die Konzentrationen von Stoffen, die nicht ins Wasser gehören, waren im abfiltrierten Rest manchmal so hoch, dass man sie sogar ohne Laboruntersuchung mit den bloßen Augen erkennen konnte. Doch auch hier kann es einen Haken geben: Geräte zur Umkehrosmose bedürfen eines regelmäßigen Filterwechsels; wenn dieser nicht gewechselt wird, kann es zu einer schweren Keimbesiedelung führen.

Und auch bei Destilliergeräten werden nicht nur die Schadstoffe aus dem Wasser geholt, sondern auch die darin enthaltenen Mineralstoffe und das Bicarbonat.

Damit es also beim regelmäßigen Trinken von dampfdestilliertem Wasser nicht zu einem Mangel an Mineralien und an Bicarbonat kommt, kann es, gerade wenn man körperlich aktiv ist und viel schwitzt, auch hier sinnvoll sein, über gut bekömmliches Gemüse, Obst oder gegebenenfalls durch ein Mineralstoffpräparat einen guten Ersatz zu finden.

Wenngleich wir viele Stoffe, die die Wasserqualität beeinträchtigen können, via Körpergefühl nicht genau ermitteln können, können wir uns auch hier auf unser Körpergefühl verlassen, sofern es trainiert wurde. So berichten mir immer wieder Klienten und Seminarteilnehmer, dass ihnen die SI-Methode dabei geholfen hat, genauer zu spüren, wenn sie bestimmte Salze benötigen, aber auch, wie gut sie merken, welches Wasser anhand seiner Mineralstoffzusammensetzung gerade zu ihren individuellen Bedürfnissen passt.

MINERAL- UND HEILWASSER

Nicht jedes Wasser, das in Flaschen abgefüllt und verkauft wird, darf sich tatsächlich auch Mineralwasser nennen. Anders nämlich als Tafelwasser (das industriell gereinigt und mit Mineralstoffen oder Kohlensäure angereichert wurde), muss natürliches Mineral- und Heilwasser aus unterirdischen, natürlichen Vorkommen stammen, die von Natur aus frei von Verunreinigungen sind und die vor Ort abgefüllt werden.

Anders als beim Trink- und Tafelwasser also, wo es erlaubt ist, das Produkt umfassend aufzubereiten, dürfen Mineral- und Heilwässer in ihrer ursprünglichen Zusammensetzung nur äußerst geringfügig verändert werden. Bei ihnen dürfen lediglich Eisen-, Mangan-, Schwefel- und Arsenverbindungen sowie Fluorid entzogen und Kohlendioxid (CO_2) zugesetzt (wodurch sich Kohlensäure (H_2CO_3) bildet) oder entfernt werden. Manche Abfüllbetriebe entziehen ihrem Mineralwasser Eisen, weil das Wasser sonst mit der Zeit eine braune Einfärbung bekommen würde. Manche Firmen setzen dem Wasser Kohlensäure zu, weil viele Kunden sich dabei das typische Prickeln wünschen, aber auch, weil es dadurch eine stabilere Keimabwehr erhält und länger haltbar ist. Hier liegt auch der Grund, weshalb die Haltbarkeit von stillem Wasser oft deutlich kürzer ausfällt.

Je nach Quelle kann der Anteil von Mineralien und Bicarbonat deutlich schwanken: So enthalten manche Wässer aus der Eifel oder anderen deutschen Regionen insgesamt mitunter bis zu zwanzigmal mehr davon als andere deutsche, französische, italienische, griechische oder türkische Mineralwässer.

WASSER ALS ARZNEI: DIE WIRKUNG VON HEILWÄSSERN

Eine weitere, wirklich besondere Qualität finden wir bei den Heilwässern. Die erste Besonderheit: Während Mineralwässer in Deutschland rechtlich zu den Lebensmitteln gehören, unterliegen Heilwässer dem Heilmittelgesetz und bedürfen der Zulassung durch das Bundesinstitut für Arzneimittel und Medizinprodukte (BfArM): Ein Wasser darf also nur dann als Heilwasser bezeichnet werden, wenn dafür tatsächlich vorbeugende, lindernde oder heilende Effekte nachgewiesen werden konnten.

Nicht nur in der modernen Wissenschaft, sondern schon in der Traditionellen Europäischen Medizin (TEM) gibt es jahrhundertelange Erfahrungen mit den Wirkungen verschiedener Wasserarten. Je nach Zusammensetzung des Wassers können das zum Beispiel günstige Wirkungen auf Magen und Darm, Leber und Bauchspeicheldrüse oder auch auf das Herz und die Muskeln sein. Heilwässer sind also echte Arzneimittel.

KÖRPERINTELLIGENZ AUCH BEI DER AUSWAHL DES PASSENDEN WASSERS

Welche großartige Rolle unsere Somatische Intelligenz bei der individuell passenden Wasserwahl spielt, ist heute selbst vielen Therapeuten nicht bekannt: So hat zum Beispiel Wasser mit einem hohen Sulfatanteil nachweislich eine besonders günstige Wirkung bei Galle- oder Leberproblemen. Faszinierenderweise berichten mir betroffene Patienten immer wieder davon, dass ihnen solche Wässer besonders angenehm schmecken und gut bekommen.

Hingegen greifen Menschen mit einer hohen Säurebelastung, etwa Sportler und körperlich stark Aktive, wenn sie feinfühlig für ihre Körpersignale geworden sind, oft am liebsten zu stark bicarbonathaltigem Wasser – interessanterweise also genau jenem Wasser, mit dem sich eine starke Milchsäurelast, wie sie durch intensive Muskelaktivität entsteht, effektiv ausgleichen lässt.

Wenn es um die Trinkempfehlungen geht, bewegt man sich beim Heilwasser in einer Grauzone: Denn einerseits steht es im Handel bei den Durstlöschern. Andererseits empfiehlt der Deutsche Heilbäderverband, die Trinkmenge auf das individuell vorliegende Anwendungsgebiet und auf das Lebensalter abzustimmen. Zwar gibt es auf dem Flaschenetikett Trinkempfehlungen. Für den Fall, dass Ihnen jedoch bereits ein gesundheitliches

Problem zu schaffen macht und Sie auf Nummer sicher gehen wollen, können Sie sich darüber hinaus individuell passende Informationen bei einem in diesem Thema kundigen Arzt, Heilpraktiker, Ernährungsberater oder Therapeuten einholen.

WIRKUNG BESTIMMTER HEILWÄSSER[26]

SPEZIFISCHER MINERALANTEIL	GÜNSTIGE EFFEKTE BEI
Hydrogencarbonathaltig	Diabetes mellitus, erhöhte Blutharnsäurespiegel, Gicht, Harnsäuresteine, Sodbrennen.
Kalziumhaltig	Vorbeugung von Osteoporose.

WIRKUNG BESTIMMTER HEILWÄSSER AUF KÖRPERLICHE BESCHWERDEN[27]

BESCHWERDEN	HILFREICHES HEILWASSER	WIRKUNG
Chronische Entzündung der Magenschleimhaut	Hydrogencarbonatreiches Wasser	Schonung der Magenschleimhaut und Entzündungshemmung.
Magensäureproduktion (zu hoch)	Hydrogencarbonatreiches Wasser	Pufferung der überschüssigen Magensäure, Harmonisierung der Säureproduktion.
Funktionsstörungen von Leber, Gallenblase und Bauchspeicheldrüse	Sulfatbetontes Wasser	Anregung und Normalisierung der Produktion und Absonderung von Galle und Verdauungssaft der Bauchspeicheldrüse, Entleerung der Gallenblase.
Chronische Stuhlverstopfung	Sulfatbetontes Wasser	Anregung der Darmtätigkeit, Verminderung der Stuhlhärte.

BESCHWERDEN	HILFREICHES HEILWASSER	WIRKUNG
Diabetes mellitus	Hydrogencarbonatreiches Wasser	Unterstützung der Verbesserung der Insulinwirkung, verbesserte Speicherung von Zucker in der Muskulatur und dadurch Harmonisierung des Blutzuckerspiegels sowie gesteigerte Leistungsfähigkeit der Muskulatur.
Kalziummangel, Osteoporose	Hydrogencarbonatreiches Wasser, kalziumreiches Wasser	Verbesserung der Pufferfunktion im Blut, Ausgleich eines Kalziummangels.
Allergie	Hydrogencarbonatreiches Wasser, kalziumreiches Wasser	Verbesserung der Pufferfunktion im Blut, verbesserte Abdichtung der Zellmembran und dadurch Dämpfung der allergischen Reaktion.
Chronische Probleme durch Bildung von Harnsteinen (Kalzium-Oxalsäure-Steine)	Heilwässer mit einem Gehalt an Kalzium, der höchstens das 2,5-Fache des Magnesiumgehaltes beträgt, hydrogencarbonatreiches Wasser	Verhinderung der Oxalat-Aufnahme im Darm durch Kalzium, Hemmung der Steinbildung durch Magnesium und Hydrogencarbonat.
Probleme durch Harnsäuresteine (Zystin- und Xanthin-Harnsteine)	Hydrogencarbonatreiches Wasser	Erhöhung des Urin-pH-Wertes, dadurch Vorbeugung von Auskristallisation.
Probleme durch Carbonat- und Phosphat-Harnsteine	Sulfatbetontes Wasser	Senkung des Urin-pH-Wertes, dadurch Vorbeugung von Auskristallisation.
Probleme durch Eisenmangel-Zustände, zum Beispiel nach Blutverlusten und Infektionen	Eisenbetontes Wasser	Ausgleich des Eisenmangels.

DIE RICHTIGE TRINKMENGE FINDEN

Wenn wir zu wenig trinken, kann das gesundheitliche Probleme fördern und auch viele weitere Funktionen des Körpers behindern. Aber auch wenn wir zu viel trinken, kann dies zu ernsthaften Gesundheitsstörungen führen. Zu viel Zuckerhaltiges, etwa Limonade, kann – indem dadurch die Darmflora (mehr hierzu auf Seite 138), der Blutzuckerspiegel und damit auch das Hormonsystem des Körpers gestört werden kann – uns schaden.

Die individuell passende Trinkmenge zu finden ist also gleich aus mehreren Gründen wichtig. Eine individuell passende Trinkmenge unterstützt die Ausleitung von Säure und anderen belastenden Stoffen über den Urin. Und auch die möglichst zügige, den Körper entlastende Ausleitung von giftigen Stoffen aus dem Darm ist nur dann möglich, wenn der Stuhlgang durch einen genügenden Wasseranteil weich genug ist, um den Darm auch möglichst zügig passieren zu können.

Besonders für ältere Menschen, für Säuglinge und Kleinkinder wird ein Wassermangel schnell gefährlich. Doch letztlich muss jeder Mensch, sogar ein hervorragend trainierter Sportler, mit deutlichen Einschränkungen rechnen, wenn seine Wasserrate nicht stimmt.

Wenn wir zu wenig Wasser haben, lässt die geistige Konzentrationsfähigkeit nach, wir rutschen leichter in Ermüdung und Erschöpfung, die Stimmung sinkt – und sogar das Risiko für Herz- und Kreislaufprobleme nimmt zu. Hinzu kommt, dass sich zahlreiche Abfallprodukte, die sich negativ auswirken, im Blut und allen weiteren Geweben einschließlich Gehirn, Nerven und Bindegewebe anreichern, wenn wir nicht genug Wasser haben.

WIE VIEL WASSER WIR BRAUCHEN, IST INDIVIDUELL UNTERSCHIEDLICH

Der Körper eines Menschen ohne Übergewicht besteht zu rund zwei Dritteln aus Wasser, das Gehirn sogar zu rund achtzig Prozent. Indem wir atmen, schwitzen, Wasser lassen und auch Wasser über den Stuhlgang ausscheiden, geben wir je nachdem, wie aktiv wir sind und je nach Stoffwechseltyp zwischen einem und drei Litern pro Tag ab. Dennoch kann die Schwankungsbreite von Mensch zu Mensch enorm sein. Während so manche zierliche, ältere Dame aufgrund ihrer relativ niedrigen Stoffwechselrate am Tag manchmal bestens mit anderthalb Litern Gesamtwasser einschließlich des Wassers aus ihrer festen Nahrung auskommt, kenne ich andererseits auch Weltklasse-Sportler, die innerhalb von gerade einmal einer Stunde sechs Liter (ja, Sie haben richtig gelesen, sechs Liter) Wasser brauchen!

Im Idealfall – und vor allem wenn wir ein gutes Gefühl für unsere Körperbedürfnisse entwickelt haben, holen wir uns ganz intuitiv und täglich von Neuem genug davon. Zum einen durch wasserhaltige Getränke und zum anderen durch das in fester Nahrung enthaltene Wasser. Gemüse und Obst haben einen Anteil von bis zu neunzig Prozent, während Brot je nach Sorte meist zwischen 10 und 25 Prozent Wasser enthalten kann. Allerdings: Um die vielen Kohlenhydrate des Brotes im Körper verwerten zu können, reichen die darin enthaltenen Wasseranteile nicht aus. Um nun Brot oder andere eher trockene Nahrungsmittel verwerten oder speichern zu können, braucht der Körper also zusätzliches Wasser. Menschen mit einer sehr guten Körperwahrnehmung verspüren daher nach Brot- oder Getreidemahlzeiten oft vermehrten Durst. Mit diesem wichtigen Signal schützt sich der Körper vor einem dauerhaften, schädlichen Wasserdefizit.

DIE PASSENDE WASSERMENGE FÜR SICH SELBST FINDEN

Gesunde Erwachsene – das sagt eine weitverbreitete Faustregel – brauchen im Durchschnitt mindestens 1,5 Liter Wasser täglich. Allerdings spiegelt dieser Durchschnittswert nicht unbedingt ihren tatsächlichen individuellen Bedarf wider.

Deshalb schwören manche Forscher auf eine weitere Regel, die besagt, dass die Trinkmenge für Gesunde bei dreißig bis vierzig Milliliter Wasser pro Kilogramm Körpergewicht liegt. Wenn Sie also siebzig Kilogramm auf die Waage bringen, wären gute zweieinhalb bis knapp drei Liter eine sichere tägliche Trinkmenge für Sie. Bei neunzig Kilogramm wären das 2,7 bis 3,6 Liter pro Tag.

Allerdings sollten wir auch hier nicht allzu schnell pauschalisieren, denn die Bedürfnisse des einen müssen nicht zwangsläufig auch die des anderen sein. Wer etwa chronisch krank ist – und beispielsweise an Nieren- oder Herzkrankheiten leidet –, muss die Trinkmenge eventuell sogar deutlich reduzieren. Und das sollte dann nicht anhand von Formeln geschehen, sondern in einer individuellen, vertraulichen Absprache mit dem behandelnden Facharzt. Und für jemanden, der viel schwitzt, für den könnte selbst die großzügig formulierte Faustformel mit vierzig Milliliter Wasser je Kilogramm Körpergewicht nicht genügen.

Für Gesunde empfehlen daher immer mehr Naturheilärzte, auf ein tatsächlich vom Körper gegebenes Signal zu achten: nämlich die Urinfarbe. Ist der Urin über den Tag glasklar und nur leicht gelblich, ist es demnach sehr wahrscheinlich, dass Ihre Versorgung mit Wasser gut stimmt. Ist der Urin hingegen dunkel wie Apfelsaft, liegen Sie höchstwahrscheinlich unter dem Optimum. Für mich selbst wie für viele meiner Patienten hat sich dieser Tipp mit der Urinfarbe in vielen Fällen als hilfreich und wirklich im Leben praktikabel erwiesen.

STETER TROPFEN …

Manche Menschen, die unter Zeitdruck öfter das Trinken vergessen, versuchen, ihr Wasserdefizit in wenigen großen Portionen regelrecht *herunterzuschütten*. Das ist in den meisten Fällen wenig sinnvoll und sogar ungesund. Denn Trinken auf Vorrat funktioniert nur bedingt: Die meisten Menschen können in ihren Zellen nur 500 bis 800 Milliliter Wasser pro Stunde aufnehmen, der Rest wird dann einfach wieder über die Nieren ausgeschieden, ohne groß am Zellstoffwechsel beteiligt gewesen zu sein.

Stattdessen bringt es umso mehr, besonnen auf die Bedürfnisse des Körpers zu achten und lieber öfter kleinere Mengen zu trinken, wenn er per Durstgefühl danach verlangt. So versorgen Sie sich konstant mit Flüssigkeit. Das bedeutet, dass wir sensibel für die Durstsignale unseres Körpers sein müssen. Das macht mehr Sinn, als rein rechnerisch an die Sache zu gehen.

WANN IST MEIN WASSERBEDARF ERHÖHT?

Wie viel Flüssigkeit wir brauchen, ist unter anderem abhängig von der Außentemperatur und unserer körperlichen Aktivität. Bei anstrengendem Sport, schwerer Arbeit oder großer Hitze kann es durchaus sein, dass wir in nur einer Stunde mehrere Liter brauchen – weil wir mehr schwitzen und so auch mehr Flüssigkeit abgeben. Je mehr wir schwitzen, desto mehr basische Stoffe geben wir auch über den Schweiß ab.

Wenn wir uns anstrengen, kommt es durch die höhere Aktivität der Muskeln zudem oft zu einer vermehrten Bildung von Milchsäure, die, ursprünglich in den Muskeln gebildet, ins Blut wandert und so den gesamten Organismus belasten kann. Auch Fieber, etwa bei einer Grippe, oder Durchfall und Erbrechen entziehen dem Körper Wasser und Mineralstoffe, die ersetzt werden müssen.

DURST IST WAHRHEIT

Beim Trinken kann uns die Weisheit des Körpers ein sehr guter Berater sein. Sowohl wenn es um die Trinkmenge geht als auch in der Frage, welches Getränk Ihnen gerade die Zusammensetzung bietet, die zu Ihren Bedürfnissen passt.

Als kleiner Junge hatte ich hierzu ein Schlüsselerlebnis beim Fußballspielen. Es war ein heißer Samstagnachmittag, und die Sonne schien heiß auf den staubigen, roten Hartplatz. Als endlich die Halbzeitpause kam, waren wir nass geschwitzt, und unser Trainer brachte uns einen Kasten Selters-Wasser an den Spielfeldrand. Ich kann heute noch nachspüren, wie gut mir genau dieses Wasser mit seinem besonders hohen Natrium- und Chloridgehalt in diesem Moment schmeckte und ich einfach nicht genug davon bekommen konnte. Heute weiß ich auch, weshalb das so war: Aufgrund der kräftigen Bewegung in der Sommerhitze hatte ich neben viel Körperwasser beim Schwitzen auch jede Menge Mineralien, allem voran Natrium und Chlorid, verloren.

Später fiel mir auf, dass ich genau dieses Selterswasser zu anderen Gelegenheiten überhaupt nicht mochte. Da meine Oma die gleichen Flaschen zu Hause hatte, weiß ich, dass ich es ohne vorangegangenes starkes Schwitzen nie gerne getrunken habe und es auch heute noch nicht mache. Da sind mir andere Wässer weit angenehmer. Sobald ich allerdings intensiv trainiert habe, liegt meine Vorliebe auch heute noch bei einem Wasser mit einem höheren Gehalt an Mineralien, ganz besonders an Natrium und Chlorid. Der Körper sorgt in solchen Situationen dafür, dass ich dann einfach Lust darauf bekomme.

Faszinierend, nicht wahr? Auch beim Trinken kann uns der Körper also anhand von Signalen wie Zu- oder Abneigung, angenehmem oder unangenehmem Geschmack und einer guten oder schlechten Bekömmlichkeit mitteilen, ob eine Wassersorte oder ein spezielles Getränk gerade eher zu unseren Bedürfnissen passt oder nicht.

Haben wir erst einmal unsere Sinne dafür geschärft, kann er uns mit einer beeindruckenden Genauigkeit mitteilen, ob die Limonade, der saure Saft, der süße Nektar, der Ingwer- oder doch besser der Yogitee gerade zu seinen Bedürfnissen passt oder nicht.

NICHTS IST LEHRREICHER ALS DIE LEKTIONEN DES EIGENEN KÖRPERS

Einmal kam ein Patient zu mir, der schon seit Jahren die Angewohnheit hatte, trotz seines Typ-2-Diabetes (Zuckerkrankheit) täglich mehrere Liter stark zuckerhaltige Limonade zu trinken. Zwar wusste er von seinem Arzt, aus Zeitschriften, Radio und Fernsehen hinlänglich Bescheid, dass dies für ihn nicht gut war. Dennoch kam er nicht davon weg. Denn solange wir *nur wissen, aber nicht ins eigene achtsame Spüren* gekommen sind, werden die meisten unserer Veränderungsversuche fehlschlagen: Mein Patient spürte ganz einfach nicht, dass sein Körper durch den Limonaden-Exzess jedes Mal von Neuem außer Balance geriet. Worauf er seine Aufmerksamkeit gerichtet hatte, waren der Geschmack und der momentan durchaus erfrischende, stimulierende Effekt, den die Limonade hatte.

Wichtige Körpersignale wie Bekömmlichkeit an Magen und Darm, aber auch die anschließend einsetzende Stimmungsverschlechterung, die ihm der Körper immer wieder als Feedback zuspielte, hatte er einfach nicht bewusst im Blick. Zwar war ihm bewusst, dass die Limonade ihm aufgrund seines Diabetes nicht guttun würde. Doch er konnte die Schädlichkeit einfach nicht bewusst am eigenen Leib spüren. Er verfügte zwar über Wissen, das Gewahrsein jedoch fehlte.

Von einer Reihe Menschen mit einem ausgeprägt guten Körpergefühl – und mittlerweile auch von mir selbst – weiß ich, welch abstoßenden Effekt ab einer bestimmten Menge so ein

Süßgetränk oder auch Süßigkeiten haben können, wenn man nur genügend Feingefühl für die eigenen Bedürfnisse und Körpersignale entwickelt hat. Dann braucht man keinen *schlauen* Ernährungsberater mehr, der einem sagt, dass so ein Zuckergetränk schädlich sei. Wer auf die Verträglichkeit eines Getränks achtet, spürt es einfach!

Mein Patient mit der Zuckerkrankheit und ich brauchten gerade einmal zwei Stunden SI-Training miteinander, um sein Bewusstsein für die Signale seines Körpers nachhaltig zu erweitern. Allein dadurch, dass er sich nun durch eine spezielle Technik antrainiert hatte, beim Essen und Trinken feinfühliger in sich hineinzuspüren, verbesserte er nicht nur auf Dauer seinen Blutzuckerspiegel, sondern auch sein Wohlbefinden, seine Fitness und auf diesem Wege seine gesamte gesundheitliche Situation.

KÖRPERSIGNALE BEI WASSERMANGEL

Kaum ein Ernährungszustand ist akut so bedrohlich wie ein schwerer Mangel an Wasser. Für ältere Menschen, aber auch für Säuglinge und Kleinkinder wird ein Flüssigkeitsmangel ganz besonders schnell gefährlich. Hier heißt es also: Besonders gut darauf achten, dass es erst gar nicht zu einer Austrocknung (im Fachjargon: Exsikkose) kommt. Ist der Fall bereits eingetreten und ein Mensch leidet unter den Anzeichen eines Wassermangels, kann über das Stillen des Bedarfs im Zweifel sogar ärztliche Hilfe sinnvoll sein.

SOMATISCHE MARKER BEI WASSERMANGEL

WASSERVERLUST (PROZENT DES KÖRPERGEWICHTS)	SYMPTOME	WASSERVERLUST KIND 10 JAHRE, 30 KG	WASSERVERLUST KIND 15 JAHRE, 60 KG	WASSERVERLUST ERWACHSENER 70 KG
1 %	Leichtes Durstgefühl, trockener Mund, trockene Zunge. Bei sehr gut entwickelter Selbstwahrnehmung in Ruhe gut spürbar.	300 ml	600 ml	700 ml
2 %	Verminderte Konzentrationsfähigkeit, beeinträchtigte Stimmung, verminderte Ausdauerleistung der Muskeln, Neigung zu Muskelkrämpfen.	600 ml	1200 ml	1400 ml
3–5 %	Gesteigerte Müdigkeit und Erschöpfung, trockene Schleimhäute (Nase, Lippen), trockene Haut, Hautröte, verminderte Urinproduktion (Urin dunkel), verminderte Kraftleistung der Muskeln.	900–1500 ml	1800–3000 ml	2100–3500 ml
5–10 %	Erhöhter Puls, erhöhte Neigung zu Schwindel, Kopfschmerz.	1500–3000 ml	3000–6000 ml	3500–7000 ml
10–15 %	Verwirrtheit, geschwollene Zunge, verminderte Hautspannkraft.	3000–4500 ml	6000–9000 ml	7000–10500 ml
Ab ca. 15 %	Nicht mit dem Leben vereinbar.	über 4500 ml	über 9000 ml	über 10500 ml

Doch weshalb sind gerade ältere Menschen so oft von einer Unterversorgung mit Wasser betroffen? Das liegt daran, dass mit zunehmendem Alter aus biologisch-nervlichen Gründen das Durstempfinden nachlassen kann. Doch auch bei jüngeren Menschen kann die Feinfühligkeit für genügend Flüssigkeit vermindert sein. Einer der wichtigsten Gründe hierfür ist, das wir es verlernt haben, die Signale, die uns unser Körper eigentlich andauernd gibt, besonnen zu beachten. Selbst dann, wenn es um so etwas Grundlegendes geht wie das eigene Durstempfinden.

WESHALB ZU VIEL TRINKEN GEFÄHRLICH SEIN KANN

Auch zu viel zu trinken kann gefährlich sein.

Trinken ohne Durst, also gegen das eigene Körpergefühl, fällt den meisten von uns ohnehin schwer; und dennoch zwingen sich verunsicherte und besorgte Menschen immer wieder dazu, weil sie meinen, sich damit etwas Gutes zu tun.

Auch wenn es also um die Unlust gegenüber dem Wassertrinken geht, sollte man besonnen mit diesem Körpersignal umgehen und es berücksichtigen. Denn wie ein Team von australischen Forschern herausgefunden hat, geht bei manchen Menschen der Körper, wenn er genug Flüssigkeit hat, dazu über, den Schluckreflex zu hemmen. So fällt das Trinken schwerer, und die Lust am Trinken und die Trinkmenge werden ganz natürlich gedrosselt.

Mit diesem genialen Effekt versucht der Körper, sich vor einer Überversorgung mit Wasser zu schützen. Denn auch die kann gefährlich werden, weil dadurch der Natriumspiegel im Blut drastisch sinken kann. Dann drohen Übelkeit und Krämpfe – und in schlimmen Fällen können dadurch sogar Ohnmacht und äußerst gefährliche Gehirnschwellungen entstehen. Ein leichtes Über-den-Durst-Trinken, etwa die 300-Milliliter-Portion über den Durst hinaus eine Viertelstunde vor dem Lauftraining, wie es von manchen Sporttrainern empfohlen wird, ist dabei sicher kein Problem. Wenn jedoch über den Tag hinweg literweise das natürliche Es-ist-genug-Gefühl übergangen wird, ohne dass sichtlich ein Mehrbedarf, zum Beispiel durch vermehrtes Schwitzen, Austrocknen, Fieber, Durchfall oder Erbrechen, entstanden ist, kann es kritisch werden.

Trotzdem kann, gerade wenn – wie so oft bei älteren Menschen – das Durstgefühl nachlässt, leicht eine Minderversorgung mit Wasser die Gesundheit und das Lebensgefühl beeinträchtigen. Auch bei Kindern droht diese Gefahr besonders schnell, wenn ihnen gerade Fieber, hohe Außentemperaturen oder auch Magen-Darm-Beschwerden mit Erbrechen und Durchfall zu schaffen machen.

SMOOTHIES, SÄFTE UND LIMONADEN

Smoothies, frisch gepresste Säfte und durch Erhitzung haltbar gemachte Säfte sind, sofern sie ausschließlich aus Wasser, Obst und Gemüse gemacht sind, reich an Vitaminen, Mineralstoffen und bioaktiven Substanzen. Gerade im frischen, rohen Zustand bringen sie noch eine ganze Menge weiterer besonderer Eigenschaften mit. So sind in frisch gepressten oder gemixten Rohfrüchten eine ganze Menge Stoffe enthalten, die bei der Haltbarmachung durch das Erhitzen verloren gehen würden. Dennoch sollten wir nicht allzu leichtgläubig davon ausgehen, dass diese Getränke immer völlig frei von Nebenwirkungen sind.

VORSICHT VOR FRUCHTSÄURE IN SMOOTHIES UND SÄFTEN

Viele Obstsorten haben einen einen hohen Anteil an Fruchtsäure. Wenn nun, etwa in Form eines Obstsmoothies, eine große Menge an Fruchtsäure sehr schnell den Verdauungstrakt »überfällt«, dann kann diese Flut an Saurem die Verdauungsorgane sehr stark belasten. Diese Überforderung des Magen-Darm-Trakts kann weitreichende Folgen haben und den ganzen Organismus – von den Verdauungsschleimhäuten über die Haut bis zum Abwehr- und Nervensystem – belasten.

Immer wieder konnte ich bei mir selbst und meinen Patienten feststellen, dass zu schnell getrunkene Säfte und Smoothies aus Obst in den kommenden Stunden zu vermehrten Hautunreinheiten, einer Schwächung der Abwehrkräfte oder auch zu einer Verschlechterung der Stimmung und des allgemeinen Wohlbefindens geführt haben. Bei Obst in seiner natürlichen, festen Form könnte so etwas nicht annähernd so leicht passieren. Denn indem wir das Obst zerkauen, würden wir es mitsamt seiner Fruchtsäure einspeicheln und somit die Säurelast, die durch die Fruchtsäure entsteht, auf vollkommen natürliche Weise ein gutes Stück weit abmildern. Im gleichen Zug könnten wir auch seine Bekömmlichkeit ganz wesentlich verbessern.

AUCH BEI SMOOTHIES UND SÄFTEN: UNVERTRÄGLICHKEITEN BEACHTEN!

Wie wir bereits ab Seite 88 sehen konnten, enthalten Früchte immer auch fruchteigene Abwehrstoffe, mit denen sie sich natürlicherweise vor bedrohenden Faktoren wie etwa schlechtem Wetter und Fraßfeinden schützen. Nicht alle dieser Abwehrstoffe sind jedoch auch für jeden Menschen gleich gut bekömmlich. Bei manchen Menschen können solche Inhaltsstoffe sogar schwere gesundheitliche Probleme hervorrufen (mehr hierzu ab Seite 69).

Das Problem dabei: Da vielen diese Problematik gar nicht bekannt ist, achten sie nicht darauf, ob Smoothies ihnen bekommen oder nicht. Und deshalb bringen sie körperliche oder sogar psychische Beschwerden, die bei ihnen auftauchen, nicht mit der Auswahl ihrer Nahrung in Verbindung. Da sie infolgedessen nicht wirksam auf solche Unverträglichkeiten reagieren können, bleiben die daraus entstandenen gesundheitlichen Probleme weiter ungelöst.

Bei allen Vorteilen, die Smoothies und Säfte haben, lohnt es sich also dennoch, bei der Auswahl der Zutaten feinfühlig und wachsam zu bleiben. Ganz bewusst und behutsam können Sie so mit der Zeit ins Spüren kommen und sich Ihren Smoothie so zusammenstellen, dass er wirklich zu Ihnen passt.

Ein weiteres hilfreiches Werkzeug kann dabei das Wissen sein, welche Inhaltsstoffe von Smoothies manchen Menschen Probleme bereiten können. So erhöht etwa die Stoffgruppe der Oxalate in Spinat, Mangold und Rhabarber bei manchen Menschen das Risiko für Nierensteine.

Solanin und Chaconin aus Nachtschattenfrüchten wie Tomate und Paprika können bei manchen Menschen Übelkeit und Nervenprobleme hervorrufen. Cumarinderivate in Datteln, Erdbeeren, Brombeeren, Aprikosen und Kirschen können, gerade in größeren Mengen, bei besonders sensiblen Menschen sogar die Blutgerinnung und die Lichtempfindlichkeit negativ beeinflussen.

Gerade Getränke aus sauren Früchten wie Erd- und Johannis- und Stachelbeeren, Zitrusfrüchte, aber auch Gemüse wie Tomaten, Sellerie oder Möhren können bei bestimmten Menschentypen Hautprobleme wie leichtere Entzündlichkeit und Neurodermitis hervorrufen oder bereits bestehende Probleme mit der Haut verstärken.

Über Jahre hinweg habe ich in meiner Klinikarbeit unzählige Küchenkurse in Rohkosternährung gegeben. In dieser Zeit durfte ich viele Menschen erleben, die durch die Kombination dieses Wissens mit dem gezielten Training der Körperwahrnehmung zu einem ganz anderen, besseren Umgang mit Rohkost finden konnten.

SMOOTHIES, SÄFTE UND DER BLUTZUCKER

Gibt es noch etwas Wichtiges zu beachten? Ja. Denn was ebenfalls bei Smoothies und Säften aus stark zuckerhaltigem Obst nicht unterschätzt werden darf: Der Blutzucker steigt an, wenn solche *Zuckerbomben* zu schnell getrunken werden. Zu den stark zuckerhaltigen Obstsorten gehören zum Beispiel reife Bananen, süße Weintrauben oder auch sehr reife, süße Birnen. Wenn man solche Früchte in natürlicher Form isst und kaut, führt das neben der schon besprochenen besseren Einspeichelung auch zu einer langsameren Aufnahme in Magen, Darm und Blut. Schnelles Trinken hingegen ermöglicht dem Zucker der Früchte, sehr schnell ins Blut zu schießen. Das kann, je nachdem, wie gut der Körper mit Kohlenhydraten umgehen kann, zu schlagartigen Blutzuckerspitzen führen, die wiederum den Hormonhaushalt schwer durcheinanderbringen können.

Wer seine Körperwahrnehmung trainiert und bewusst auf die Signale der Verträglichkeit achtet, merkt, dass eine in Ruhe gegessene Birne vom Körper viel leichter akzeptiert wird als eine zu schnell getrunkene Vitamin- und Zuckerbombe in Form eines Smoothies, die den Körper schlicht überfordert.

LUST AUF ’NE LIMO?

Anders als Smoothies und Säfte wirken Limonaden. Obwohl sie zu einem hohen Anteil aus Wasser bestehen und ihnen in Einzelfällen sogar kleinere Mengen von Fruchtsaft zugemischt sein können, haben sie auch das Zeug dazu, den Organismus ganz kräftig durcheinanderzubringen. Und zwar dann, wenn man sie im Übermaß trinkt. Denn aufgrund ihres Zuckergehalts können sie aufgrund des schnellen »Einschießens« des Zuckers in den Blutkreislauf Blutzuckerprobleme und dadurch Störungen im Hormonhaushalt sowie Probleme in der Darmflora hervorrufen. Darüber hinaus kann es bei zuckerreicher Ernährung in den Zellen zu einer vermehrten Bildung des Gewebshormons Prostaglandin kommen.

Prostaglandin löst im Körper Entzündungen aus, erhöht den Blutdruck, fördert die Thromboseneigung und wirkt bei der Entstehung von Schmerzen mit. Auch Light-Limonaden, bei denen der Zucker zum Teil oder auch völlig durch Süßstoffe (praktisch kalorienfrei) oder Zucker-Ersatzstoffe (deutlich kalorienreduziert) ersetzt wurde, können Probleme bereiten: Denn wenn wir Süßes schmecken, erwartet unser Körper Kalorien in Form von Zucker. Deshalb wird Insulin ausgeschüttet, um den Blutzuckerspiegel nicht zu hoch ansteigen zu lassen.[28]

Bleibt aber die vom Körper erwartete Zuckerzufuhr und damit der Blutzuckeranstieg aus, weil Süßstoff im Spiel ist, baut das Insulin eben den Zucker ab, der ohnehin im Blut war. Das Resultat: Der Blutzuckerspiegel sinkt. Mitunter kann dieser Zusammenhang das hormonelle System ähnlich aus dem Gleichgewicht bringen wie ein Übermaß an echtem Zucker. Für den Körper bedeutet das Notstand! Und so wird er versuchen, den entstandenen Zuckermangel auszugleichen, und zwar indem wir uns etwas Zuckerhaltiges zum Essen suchen.

An diesem Beispiel können wir sehen, wie, in der Absicht, Kalorien zu sparen, die Somatische Intelligenz durcheinandergebracht wird. Durch die so entstandene Anregung des Appetits essen Menschen unterm Strich oft mehr und energiereicher als ohne. Obendrein zählen manche Süßungsmittel zu der oft problematischen Gruppe der FODMAPs (mehr hierzu ab Seite 72). Diese FODMAPs können, so die Vermutung von Ärzten und

Forschern, bei mehr Menschen, als man lange Zeit annahm, zu Reizdarm-, Körperabwehr- und zahlreichen weiteren Problemen führen.

Es lohnt sich also auch hier, mehr auf die Körperwahrnehmung und Körpersignale zu setzen, als sich allein darauf zu verlassen, dass ein Getränk »zuckerfrei«, »zuckerarm«, »light« oder nur »mit Süßstoffen versetzt« ist. Wenn Sie Ihrem Körper gut genug lauschen, wird er Ihnen verraten, ob eine Limonade wirklich gut für Sie persönlich ist. Hierbei wird Ihnen die Trinkmeditation auf Seite 206 sehr hilfreich sein.

Was nun die richtige Menge an Limonade ist, hängt ganz entscheidend von der individuellen Situation des jeweiligen Menschen ab. Während für einen insulinpflichtigen Diabetiker mit wenig Bewegung schon ein Gläschen am Tag zu viel sein kann, wird ein Leistungssportler mit erhöhtem Bedarf an Kohlenhydraten nach dem Training womöglich die doppelte Menge schadlos verstoffwechseln.

VÖLLIG UNTERSCHÄTZT – DIE RICHTIGE NAHRUNGSKOMBINATION

Wie wir bereits sehen konnten, gibt es Menschen, die Getreide (mehr hierzu ab Seite 57), Produkte aus dem Food Design oder sogar bestimmte Obst- und Gemüsesorten nicht vertragen (siehe Tabelle ab Seite 93). Oft liegen die Gründe hierfür in der individuellen Genetik, im Gesundheitszustand oder auch in übermäßiger Stressbelastung.

In der Naturheilkunde geht man zudem davon aus, dass Verdauungsprobleme auch dann entstehen, wenn wir Nahrungsmittel, die wir einzeln und für sich allein gegessen bestens vertragen würden, verkehrt miteinander kombinieren.

Dabei, so etwa die Vertreter der Natural Hygiene, einer Naturkostbewegung aus den USA, sorgen diese Nahrungsmittel für unerwünschte Gärung, Gasbildung und Reizungen der Magen- und Darmschleimhäute, die sich sehr belastend auf den gesamten Organismus auswirken können.

Vielleicht kennen Sie das auch: Morgens, auf leeren Magen gegessen, ist der Apfel, die Mango oder ein anderes Obst sehr gut bekömmlich. Das »Bauchgefühl« ist gut, Magen und Darm sind entspannt und Sie verspüren ein Wohlbefinden.

Mittags, nach einem Steak mit Kräuterbutter und Bratkartoffeln, essen Sie zum Nachtisch wieder einen Apfel. Doch diesmal sorgt er für den Rest des Tages für Probleme wie Aufstoßen, Magenschmerz, einen Blähbauch und schlechte Stimmung.

Vielen Menschen bekommt frisches, rohes Obst auf leeren Magen ganz hervorragend. Wird nun aber das gleiche Obst als Dessert nach einem »schwereren« Essen genommen, kommen die Probleme.

NAHRUNG BLEIBT UNTERSCHIEDLICH LANGE IM MAGEN: GÄRUNG VERMEIDEN

Die Erklärung: Aufgrund seines hohen Wasser- und niedrigen Fett- und Proteingehalts passiert frisches Obst den leeren Magen (beispielsweise als erste Nahrung beim Frühstück) leicht und schnell. Befindet sich dort hingegen schon die besagte gerade gegessene Mahlzeit mit entsprechenden Protein- und Fettanteilen, wird diese eine Magenverweildauer von vier, fünf und manchmal sogar acht Stunden haben.

Isst man nun zum Nachtisch Frischobst, verhindern das Steak und die Bratkartoffeln, dass der Apfel schnell vom Magen in Richtung Dünndarm weiterwandern kann. Und so beginnt das verweilende Obst in den Folgestunden im Magen bei 37 Grad zu gären. Dadurch können Fuselöle, Inole und Gase entstehen, die Blähungen machen und die weitere Verdauung behindern können. Die Magen- und Darmschleimhaut werden strapaziert, und zusätzlich können die Gase und anderen Gärungsprodukte, spätestens nachdem sie den Darm erreicht haben, auch noch in den Blutkreislauf übergehen.

Die Folgen können dann von eingeschränkter Immunfunktion bis hin zu verschlechterter Stimmung und gesteigerter Erschöpfbarkeit reichen. Der Ernährungsforscher Karl Pirlet ging sogar davon aus, dass es durch Gärungsprozesse im Verdauungstrakt zu einer Beschleunigung körperlicher Alterungsprozesse kommt.[29]

MAGENVERWEILDAUER VERSCHIEDENER NAHRUNGSMITTEL IM ÜBERBLICK[30]

NAHRUNGSMITTEL-GRUPPE	UNGEFÄHRE MENGE	UNGEFÄHRE VERWEILDAUER IM UNMITTELBAR ZUVOR LEEREN MAGEN
Wasser	1 Glasfüllung (200 ml)	etwa 5 Minuten
Obst, roh oder gekocht	etwa 1 Handvoll	etwa 30 bis 75 Minuten
Gemüse, roh oder gekocht	etwa 1 Handvoll	etwa 45 bis 90 Minuten
Belegtes Brötchen/Brot mit Butter, Käse, Marmelade, Wurst, Schinken oder ähnlichem Brotaufstrich	gewöhnliche Portion	etwa 2 bis 4 Stunden, ansteigend mit zunehmendem Protein- und Fettanteil, z. B. durch Butter, Käse oder Wurstbelag
Gutbürgerliches, »mittelschweres bis schweres Essen», z. B. Schnitzel mit Pommes frites	Gastronomie-übliche Portionsgröße	etwa 6 bis 8 Stunden

ROHES OBST ZUERST!

Eine meiner bislang grundlegendsten Erfahrungen war es, dass auch Probleme am Magen-Darm-Trakt wie Entzündungen der Magenschleimhaut oder der sogenannte Reizdarm sich oft deutlich verbessern, manchmal sogar völlig verschwinden, wenn die betroffenen Menschen beginnen, frisches Obst nur noch auf leeren Magen, bevorzugt also nur noch am Vormittag zu essen.

Frisches und gegartes Gemüse, Salate und gegartes Obst hingegen vertragen die meisten Menschen den ganzen Tag über gut – ob nun vor, während oder nach einer Hauptmahlzeit. Eine grundlegende Entlastung, die nur kleinster Veränderungen bedarf.

WARUM WIR DIE BOTSCHAFT DES KÖRPERS OFT ÜBERHÖREN

Wenngleich jeder Mensch von Natur aus über Somatische Intelligenz verfügt, haben es viele Menschen verlernt, beim Essen auf sie zu achten. Gerade Menschen mit einer langen Diätkarriere haben oft nur noch wenig Zugang zu den Impulsen, die ihr Körper ihnen eigentlich ständig liefert: Denn durch die Diätpläne haben sie gelernt, Signale wie Hunger, Sättigung und Bekömmlichkeit aus dem Blick zu nehmen. Doch woran liegt es, dass so viele Menschen die Signale des Körpers nicht mehr wahrnehmen können?

JE MEHR REIZE VON AUSSEN, DESTO SCHLECHTER DIE SELBSTWAHRNEHMUNG

Noch nie gab es in den Industrieländern mehr Möglichkeiten, ein Leben in Freiheit zu gestalten, als heute. Allerdings waren wir auch noch nie zuvor dauerhaft einem solchen Tempo, einem so hohen Leistungsdruck und derart vielen Außenreizen ausgesetzt wie heute: Fünfzig Fernsehsender, die ständige Erreichbarkeit über Smartphone und E-Mail und eine nicht nachlassende Flut an oft widersprüchlichen Informationen aus dem Internet haben bewirkt, dass wir uns heute in einer oftmals unübersichtlich unsicher erscheinenden Welt bewegen.

Psychologen haben erforscht, welche Folgen das für viele Menschen hat: Je höher die Dichte an Außenreizen wird, die auf uns einwirken, desto höher steigt auch das Risiko, dass wir uns vieler Signale, die der Körper uns sendet, gar nicht mehr bewusst werden. Vielleicht haben Sie genau diesen Effekt auch schon einmal am eigenen Leib erfahren. Etwa wenn Sie vor lauter Stress auf der Arbeit den ganzen Tag lang Ihr Durstgefühl überhört haben. Stunde für Stunde hat Ihre Konzentrations- und Leistungsfähigkeit abgenommen, weil Sie das Signal »Ich brauche Wasser« aufgrund des Zuviels an Außenreizen nicht wahrgenommen haben.

Eine weitere Erkenntnis aus der Hirnforschung besagt, dass wir zwei gleichzeitig auftretende Reize nicht gleichzeitig verarbeiten können. Selbst wenn es uns dann nicht so vorkommt, wechselt in solchen Momenten die menschliche Aufmerksamkeit vielmehr schnell zwischen den beiden Anforderungen hin und her. Spätestens jetzt wird nachvollziehbar, welchen Einfluss ständiges Multitasking auf das Nervenkostüm haben kann.

Wenn wir uns nun vergegenwärtigen, wie viele Menschen aus Zeitdruck ihr Mittagessen unachtsam in sich hineinschlingen und sich im selben Moment auf ihrem Handy noch die neuesten Mails oder Nachrichten ansehen, wird auch hier klar, weshalb so viele Menschen ihren natürlichen Sättigungspunkt, den der Körper ihnen eigentlich klar mitteilt, schlichtweg übergehen und weit mehr essen, als gut für sie ist. Eine schlechte Stimmung in den Stunden nach dem Essen, eine ungünstige Ausweitung des Magens, Gewichts- und Stoffwechselprobleme und viele weitere Störungen der körperlichen und seelischen Gesundheit sind nur einige Folgen davon.

Seit Jahren begleite ich in der Klinik, in der ich wirke, Menschen dabei, einen Weg aus zum Teil schweren Erschöpfungszuständen und Burnoutleiden zu finden. Fast alle meine Klienten mit solchen Problemen berichten mir davon, dass sie sich in ihrem Alltag vor lauter Überforderung immer wieder in solchen Situationen wiederfinden. Hier wird schon erkennbar, dass Burnout und Erschöpfung auf der einen Seite und Gewichts-

und Ernährungsprobleme auf der anderen oftmals eine wichtige gemeinsame Ursache haben: nämlich die verminderte Fähigkeit, achtsam dafür zu sorgen, dass man sich nicht übernimmt. Wenn wir es schaffen, beim Essen wieder in die Ruhe, in die Achtsamkeit und ins echte Für-sich-Sorgen zu finden, verbessert sich dadurch unsere Fähigkeit, uns auch in anderen Bereichen unseres Lebens besser vor einem Verhalten zu schützen, mit dem wir uns selbst schädigen würden.[31]

SELBSTWAHRNEHMUNG BRAUCHT RUHE

Können Sie sich erinnern? Noch in den 1970er Jahren war das Tischgebet bei uns für viele Menschen eine Möglichkeit, vor dem Essen in die Ruhe zu kommen und sich in einer inneren Haltung der Besinnlichkeit, Wertschätzung und Dankbarkeit auf unser Essen einzustellen.

Auch abgesehen vom religiösen Zweck war dies auf der rein körperlichen Ebene ein sehr wirksamer Brauch. Denn der hochsensible, mit Abermillionen Nervenzellen durchzogene Verdauungstrakt braucht genau dieses »In-die-Ruhe-Kommen«, um die ankommende Kost wirklich gut verarbeiten zu können. Übermäßige nervliche Anspannung hingegen verschlechtert die Verdauungsleitung und erhöht das Risiko für Unverträglichkeiten, schlechte Bekömmlichkeit und Erkrankungen des Magen-Darm-Trakts.

Das Gebet verschaffte dem Menschen eine ritualisierte Pause und Besinnungszeit, die sich sogleich mehrfach positiv auf unsere Ernährung übertrug. Heutzutage gibt es das Tischgebet in der Mitte der Gesellschaft nur noch selten. Stattdessen ist es weitverbreitet, übereilt, nebenbei und damit unachtsam zu essen.

Von einer immer schneller scheinenden Welt lassen sich viele von uns vorwärtstreiben. Für viele von uns hat das dazu geführt, dass wir immer weniger Zeit finden, innezuhalten und uns auf das auszurichten – und darüber nachzudenken –, was gerade in uns vorgeht, wie wir uns fühlen und was Leib und Seele momentan wirklich brauchen. In die Ruhe zu kommen ist eine Grundvoraussetzung, um besonnen auf den Körper zu lauschen. Auch und gerade wenn wir essen.

Im Jahr 2016 war ich für einige Wochen für ein Arbeitsprojekt zur Somatischen Intelligenz auf mehreren kleinen Inseln im Südpazifik zu Gast. Ich war beeindruckt, wie viel Körperbewusstsein die Einheimischen haben, die dort noch sehr naturverbunden in kleinen Sippen von zwanzig, dreißig oder vierzig Menschen fernab der Zivilisation leben. Sie leben im Einklang mit der Natur. Diese Menschen kennen kein abgehetztes Essen, Fischen, Jagen, Sammeln oder Anbauen.

Es gab Andachten vor den Mahlzeiten in würdevoller Ruhe, man schnupperte am Essen, kaute besonnen und gründlich darauf. Man ließ das Essen weg, wenn man keinen Hunger hatte.

Fernab der Zivilisationshektik ist die Körperintelligenz dieser Menschen gut ausgeprägt. Ich bin optimistisch, dass wir es auch schaffen können, unsere Somatische Intelligenz zu nutzen. Ich habe selbst oft genug gesehen, wie gut das funktionieren kann. Für jeden von uns.

WIE KOMMT ES, DASS WIR UNSERE KÖRPERWAHRNEHMUNG VERLOREN HABEN?

Wenn Sie sich jetzt fragen, warum es bislang so wenige Informationen darüber gibt, wie wichtig es beim Essen ist, auf die Signale des Körpers zu achten, kann ich das nur zu gut verstehen. Würden Sie sich diese Frage nicht stellen, könnten Sie sich zu Recht Leichtgläubigkeit vorwerfen lassen.

Der Grund dafür, dass die moderne Medizin, die fortschrittlichste seit jeher, über die Somatische Intelligenz wenig weiß, hat nichts mit schlechten Ausbildungen oder der Unfähigkeit von Ärzten, Ernährungsfachkräften, Trainern und Therapeuten zu tun.

Vielmehr sind die allermeisten Ernährungsberater, Therapeuten und Trainer hochgebildete Spezialisten, die fast ausschließlich und auf fundierte Weise diätetisches Wissen angesammelt haben. Auch ich selbst hatte nach einem Studium der Ernährungswissenschaft eine Menge an diätetischem Wissen angesammelt. Hingegen war mein Wissen auf dem Gebiet der Psychologie und Pädagogik, den Feldern also, die sich mit dem Verändern von Gewohnheiten beschäftigen, eher gering ausgeprägt.

Fundiertes Wissen darüber, wie man gezielt das Körperbewusstsein und die Selbstwahrnehmung trainieren kann, hatte ich sogar überhaupt keines. Erst durch ein weiteres Studium, eine Ausbildung in Psychotherapie und eine anschließende Spezialisierung auf das noch sehr wenig bekannte Feld der Körperpsychotherapie wurde es mir über viele Jahre möglich, diese Wissensfelder so miteinander zu verbinden, dass ich auch meinen Ernährungsklienten wirksame Methoden anbieten konnte, mit denen sie ihr Körpergefühl beim Essen systematisch trainieren konnten.

Tatsächlich sind die Erkenntnisse der Embodimentforschung, die ich bereits erwähnte, noch vergleichsweise jung und deswegen noch nicht in die Lehrpläne der Ernährungsausbildungen mit eingeflossen.

Und so wird selbst ein hochqualifizierter, auf Diätetik und Lebensmittelchemie spezialisierter Professor dieses Thema nicht zu seinem Fachgebiet zählen.

Eine studierte Ernährungswissenschaftlerin, die ihre Ausbildung zur SI-Trainerin an unserem Fuldaer Institut für Embodiment gemacht hat, sagte mir einmal: »Was wir hier in der Ausbildung lernen, hören wir zum ersten Mal. Wir haben gelernt, anhand von Laborwerten, Verzehrprotokollen und Zufuhrempfehlungen zu arbeiten, aber damit können wir nicht erfassen, wie es um die Fähigkeit unserer Patienten steht, die eigenen Körpersignale wahrzunehmen.«

In Zukunft ist es also nötig, das Wissen um die Somatische Intelligenz und damit ein neues Verständnis von Ernährungsverhalten in die verschiedensten therapeutischen Berufe, in Schulen, Berufsschulen und Universitäten zu bringen.

ANERZOGENES FREMDELN MIT DEN ZEICHEN UNSERES KÖRPERS

Führende Forscher gehen heute davon aus, dass die Vernachlässigung der Körperintelligenz schon sehr früh beginnt. So zum Beispiel am Mittagstisch: Vielleicht haben auch Sie als Kind alles aufessen müssen, obwohl Sie gar nichts mehr essen wollten. Vielleicht haben auch Sie als Kind solche Aussprüche gehört wie: »Stell dich nicht so an!«, »Es wird gegessen, was auf den Tisch kommt!« Oder: »Iss deinen Teller leer, vorher darfst du nicht aufstehen.«

Kommen Ihnen einige dieser Sätze bekannt vor? Können Sie sich vorstellen, dass solche Sätze ein Leben lang unsere Wahrnehmung beim Essen verändern können, wenn wir uns nicht bewusst und gründlich von ihnen loslösen? Aus meiner heutigen Erfahrung weiß ich: Dazu gezwungen zu werden, gegen das eigene Körperempfinden alles aufzuessen, kann dazu führen, dass Kinder lernen, ihrer eigenen Körperintelligenz überhaupt nicht mehr zu folgen.

Kinder, die auf diese Art Tischmanieren lernen, verinnerlichen den Glaubenssatz: *Ich bin dann ein guter Mensch, wenn ich das mache, was von mir verlangt wird.* Dahinter steht die Botschaft: *Ich bin kein guter Mensch, wenn ich meinen eigenen Körperimpulsen folge!*

Nicht selten trainieren sich Kinder auf diese Weise an, auch dann zu essen, wenn ihr Körper ihnen eigentlich zu verstehen gibt, das er schon längst satt ist. Daraus kann sich die schädliche Angewohnheit entwickeln, die Signale, die uns der eigene Körper gibt, vehement zu ignorieren. Die Folge ist oft, dass der heranwachsende Mensch damit anfängt, gewohnheitsmäßig seine individuellen Nahrungsbedürfnisse nicht mehr wahrzunehmen – sowohl bei der Art des Essens als auch in seiner Menge.

Solche jungen Menschen verlieren das Gefühl für den eigenen Sättigungspunkt. So gewöhnen sie sich an, sich immer wieder selbst zu überfordern, indem sie zu viel essen. Mit den Jahren kann diese Selbstüberforderung zu Gewichts- und Stoffwechselproblemen führen.

Wenn man sich den Einfluss dieser Muster auf den eigenen Lebensstil nicht klarmacht, behält man sie ein Leben lang. Das kann nicht nur dazu führen, dass man dick und dicker wird, sondern infolgedessen auch erhebliche andere Gesundheitsrisiken wie Diabetes schultern muss.

Versuchen Sie sich daran zu erinnern, welche Glaubenssätze in Ihrer Familie in Sachen Essen und Trinken galten. Haben diese immer noch Gültigkeit für Sie? Für den Fall, dass Ihnen dabei für Sie ungünstige Glaubenssätze auffallen, können Sie milde mit denen sein, die Ihnen diese Devise beigebracht haben: Denn unsere Eltern haben es meist gut mit uns gemeint.

Zum Beispiel entstammt die heute noch weitverbreitete Losung »Iss deinen Teller leer!« einer Zeit, in der Hungersnöte und Nahrungsknappheit das Leben bestimmten und nicht der Überfluss. Die Absicht war es also, dem Kind beizubringen, alles Essbare mitzunehmen, weil man nicht wusste, ob es morgen überhaupt etwas geben würde. Doch für unsere Überflussgesellschaft sind solche Regeln nicht mehr aktuell und schlicht unpassend, im schlimmsten Fall sogar schädlich.

ESSEN ALS GLÜCKSERSATZ

Von klein auf wird unser Ernährungsverhalten von bestimmten Gefühlszuständen geprägt, die wir mit bestimmten Nahrungsmitteln oder generell mit dem Essen verknüpfen. Das erklärt, warum so viele gestresste, enttäuschte oder emotional verletzte Menschen Trost im Essen suchen. Andere wiederum haben aufgrund ihrer Prägungen mit Magersucht, Bulimie, Fressattacken oder sonstigen Essstörungen zu tun. Wieder andere trösten sich bei bestimmten Gefühlszuständen, etwa bei Wut, Angst, Langeweile, Einsamkeit oder Traurigkeit mit Essen.

Würden die betreffenden Menschen die eigene Körperintelligenz stärker in den Blick nehmen, würden sie schnell merken (vor allem körperlich spüren), dass ihnen das alles nicht gut bekommt. Ist hingegen die Körperwahrnehmung nicht im Fokus, steigt das Risiko, dass wir weit mehr Zucker, Salz und Fett zu uns nehmen, als der Körper gerade benötigt.

Der *Wunsch* unseres Körpers, nach Zucker zu verlangen und ihn als Fett im Körper zu speichern, ist deshalb so stark, weil genau diese Nährstoffe in unserer geschichtlichen Vergangenheit so knapp waren. Im Grunde ist es überlebenswichtig, Energie für schlechtere Zeiten speichern zu können. Doch wenn man trotz genügender Energiespeicher über die Sättigungsgrenze hinaus isst, hängt das damit zusammen, dass man verlernt hat, seine Sättigungsgrenze wahrzunehmen. Umso wichtiger ist es dann, seine Körperintelligenz wieder zu trainieren. Sowohl die Tipps im nun folgenden Kapitel als auch die praktischen Übungen ab Seite 187 können Ihnen dabei eine wertvolle Hilfe sein.

MORALISCHES ESSEN: ZWANGHAFTE GESUNDKÖSTLER

Immer häufiger haben Ärzte, Psychiater und Ernährungsberater mit Patienten zu tun, die unter einer übertriebenen Angst, sich nicht gesund genug zu ernähren, leiden. Wenn dabei die Absicht, sich gesund zu ernähren, krankhafte Züge annimmt, spricht man im Fachjargon von Orthorexia nervosa oder kurz von Orthorexie: dem Zwang, sich so »korrekt« wie nur möglich zu ernähren und alles zu vermeiden, was Experten zufolge schädlich sein könnte.

Die Betroffenen studieren laufend Nährwerttabellen und meiden alle Lebensmittel, die laut dem Ernährungskonzept, dem sie die Treue halten, ein schlechtes Image haben. Andere wichtige Aspekte des Essens, etwa Genuss, Geschmack, Lusterleben sowie die Identifikation mit der vorherrschenden Esskultur, werden dabei allzu leicht vernachlässigt.

Ein befreundeter Kollege berichtete mir einmal davon, dass er selbst über einige Jahre stark unter Orthorexia nervosa gelitten habe. Er fasste die Leitsymptome wie folgt zusammen:

1. Das ständige Kreisen der Gedanken um das *richtige* Essen.
2. Schuldgefühle, falls vom Ernährungsplan abgewichen wird.
3. Das Gefühl der Überlegenheit gegenüber Menschen, die herkömmlich essen.
4. Ein missionarischer Eifer, andere von der eigenen Ernährungsweise zu überzeugen, inklusive der moralisierenden Einteilung in »gutes« und »böses« Essen.

Mit dem übertriebenen Zwang zum angeblich gesunden Essen geht also auch eine moralische Bewertung einher: Es wird in moralisch gut oder moralisch schlecht eingeteilt.

Vor vielen Jahren, als ich das Phänomen der Orthorexie noch nicht kannte, wurde ich einmal als Vortragender zu einem Gesundheitskongress in der Rhön eingeladen. Ich war bereits früh da, sodass ich mir auch noch den Vortrag meines Vorredners, eines Fitnesstrainers, über gesunde Ernährung anhören konnte. Eine gute halbe Stunde referierte er, gut die Hälfte der Zeit abwechselnd mit erhobenem Zeigefinger und geballter Faust, darüber, welche Nahrung man »essen müsse, um gesund zu bleiben«, und welche man »keinesfalls essen dürfe«, weil sie krank mache: So gab es »das böse und das gute Fett«, »die bösen Süßigkeiten« und »das gute Vollkorn, Obst und Gemüse«.

Es wurde also wirklich in großer Intensität moralisiert. Es wurde als moralisch richtig dargestellt, sich an bestimmte Essensvorgaben zu halten, die für alle Menschen gelten sollten – ausnahmslos. Wir konnten jedoch in den vorangegangenen Kapiteln gut beobachten, dass allein schon aufgrund der unterschiedlichen Genetik und individuellen Faktoren diese generellen Kategorisierungen in »gut« und »schlecht« nicht haltbar sind.

Ich fand es spannend, diesem Vortrag zu folgen und mitzuerleben, dass unser Essen immer mehr zum Gegenstand von Moral gemacht wird. So berichten Fachleute davon, dass mittlerweile Menschen moralisch verurteilt werden, wenn sie ein »böses«, »schlechtes« Essen zu sich nehmen. Im Kulturmagazin *Cicero* kommentierte der Lebensmittelchemiker Udo Pollmer diese Entwicklung zur Moralisierung und Prüderie im Umgang mit Essen mit der Spitze: »Seit dem Verlust der Sexualmoral haben wir uns ins Essen verbissen.« Und der Wiener Psychiater Raphael Bonelli bemerkt: »Je weniger Werte ein Mensch im Kopf hat, umso stärker neigt er dazu, Essen moralisch zu bewerten und auch andere Menschen damit zu moralisieren und unter Druck zu setzen.« Je eingeengter der Horizont, mit dem ein Mensch lebt, so Bonelli weiter, desto mehr lädt er das Essen mit Moral auf, desto mehr engt er seine Welt auf das Essen ein. Wenn jemand sein Gemeinschaftsgefühl und die Fähigkeit verliert, über den Tellerrand hinauszuschauen, kann es geschehen, dass er sich krankhaft an die Idee vom »übertrieben gesunden Essen« klammert.

Sogar in manchen Ratgeberbüchern gehört dieses Moralisieren zum Konzept. Es wird eine »Erlösung« versprochen, sobald die aufgestellten vegetarischen, veganen oder rohköstlichen Empfehlungen eingehalten werden. Es ist auch von »Verblendung«, »Unbelehrbarkeit« und »Sünde« die Rede, wenn die gegebenen Empfehlungen nicht befolgt werden. Es wird dafür geworben, sich nicht von »Schlechtkost« zu ernähren.[32]

Orthorektiker grenzen sich beim konventionell gekochten Essen auf Familienfeiern oder beim Essen im »normal« essenden Freundeskreis selbst aus und entfernen sich somit im symbolischen Sinne von der gemeinsamen Tafel. Mit anderen Worten: Dem zwanghaften Gesundköstler droht der Verlust eines bedeutenden Stückes Lebensfreude.

Die Wahrnehmung der Botschaften, die der Körper uns über die Bekömmlichkeit unseres Essens sendet, wird durch so ein rigides Ernährungsverhalten unterdrückt. Das kann bei Orthorektikern mittel- bis langfristig zu Engpässen in der Nährstoffversorgung führen: Erhebliche Einschränkungen der Lebensqualität und gesundheitliche Probleme wie Mangelerscheinungen, Untergewicht und eingeschränkte Leistungsfähigkeit können weitere Folgen sein. Den Betroffenen selbst ist aufgrund der oft stark verminderten Selbstwahrnehmung der Zusammenhang zwischen der Missachtung der Stimme des Körpers und den auftretenden Problemen gar nicht bewusst. Sie nehmen oft lange, nachdem der Körper schon sein deutliches »Nein« zu dieser Form des Essens gegeben hat, ihre starr und dogmatisch zusammengestellte Kost als optimal wahr, so unpassend sie für die tatsächlichen eigenen Belange auch sein mag.

VORSICHT: FOOD DESIGN!

Zusatzstoffe aus dem Food Design erregen immer wieder Aufsehen, weil einige von ihnen im Verdacht stehen, die Gesundheit zu gefährden. Ein ganz spezielles Problem wird dabei allerdings oft nur wenig beachtet: Viele dieser Nahrungszusätze haben – völlig abgesehen von der Frage, wie gesund sie sind – das Potenzial, die Somatische Intelligenz zu stören. Teils mit erheblichen Folgen.

Um ihre Fertigprodukte hochwertiger wirken zu lassen, als sie es bezogen auf ihre Inhaltsstoffe sind, verwenden viele Hersteller Zusatzstoffe aus dem Food Design. Mittlerweile finden sich Aroma-, Geschmacks- und Farbstoffe, Phosphate, Emulgatoren, Stabilisatoren, Konservierungsmittel und Gerinnungshemmer nicht nur in den altbekannten klassischen Fertiggerichten wie Tütensuppen, Tiefkühlmahlzeiten und Süßigkeiten, sondern in allen Bereichen dessen, was der Markt an verarbeitetem Essbarem aus der Fabrik so bietet. Wir finden Zusatzstoffe im Fertigsegment heutzutage fast überall: in Backwaren, Müslis, Fisch-, Fleisch- und Milchprodukten, in Getränken, Brotaufstrichen und Knabberartikeln. Eine eindeutige und umfassende Deklarationspflicht für Zusatzstoffe gibt es allerdings nicht.

Viele dieser Zusatzstoffe können Probleme verursachen, denn oft kommt es bei solchen Produkten zu einem regelrechten *Überfressen* an einem Nahrungsmittel. Dann werden Unmengen an Schokolade, Chips und Kuchen vertilgt. Mengen, die so groß sind, dass wir – wären sie traditionell hergestellt worden – sie nicht hätten essen können. Zudem können sie zu Unverträglichkeiten und Fehlfunktionen führen, die dem Körper Stress bereiten.

Ohne eine blinde, undifferenzierte Hysterie oder je nach Zusatzstoff manchmal auch unangemessene Angst oder Panik verbreiten zu wollen, steht dennoch die kritische Frage im Raum: Sind wir wirklich geschaffen für das, was der Markt an Nahrungsmitteln hergibt? Wie reagiert der Körper auf die Falschinformationen durch Aroma- und andere Zusatzstoffe, die eine ganz andere Lebensmittelzusammensetzung vortäuschen, als tatsächlich vorliegt?

Zwar zeigen wir als Verbraucher eine wachsende, berechtigte Skepsis und wünschen uns eine naturgemäßere Kost. Dennoch bringt ein großer Teil der Branche laufend neues Food Design hervor, das nicht selten in krassem Gegensatz zum eigentlichen Produkt steht – und dennoch als »natürlich« und »echt« beworben wird. So wird der Markt für den Verbraucher zunehmend undurchsichtiger.

Betrachten wir die Risiken durch Zusatzstoffe für die Somatische Intelligenz, so spielt es keine große Rolle, ob sie laut

Gesetz natürlich, naturidentisch oder künstlich sind. Denn diese Unterscheidung ist in der Welt der industriell gefertigten Nahrung ohnehin schwer zu leisten. Viele Stoffe sind komplett künstlich, andere werden aus der Natur entnommen, umgebaut und dabei so verändert, dass sie mit der natürlichen Form einer Substanz nicht mehr viel gemein haben. Und selbst wenn es um natürliche Zusatzstoffe geht, handelt es sich nicht selten um Rohstoffe, die so unappetitlich sind, dass sie in ihrem Grundzustand kein Mensch freiwillig essen würde.

Oft werden natürliche Zutaten, die aus völlig artfremden Bereichen stammen und nicht als Nahrung für den Menschen vorgesehen sind, technologisch zusammengefügt und als Nahrungsmittel verkauft. Darüber hinaus gelangen in der industriellen Produktion Rohstoffe zum Einsatz, die geschmacklich weder zum Verzehr vorgesehen noch geeignet sind. Sie müssen daher zunächst verzehrfähig gemacht werden.

Hier hilft die Lebensmitteltechnologie ebenfalls mit Aromen und Geschmacksverstärkern nach, bis der Konsument das Produkt nicht mehr abstoßend findet und sein körpereigenes Regulationssystem beim Essen ins Leere läuft. Geschmack und tatsächlicher Gehalt der Nahrung klaffen weit auseinander. Und die Somatische Intelligenz, der Autopilot in Ernährungsfragen, wird hier in der Regel nicht optimal eingreifen können.

Diese künstlichen Nahrungsmittel bestehen zwar aus natürlichen Zutaten, würden aber in der Natur so niemals vorkommen, weil sie in einer völlig neuen Konstellation kombiniert werden.

EMULGATOREN VERÄNDERN DIE DARMFLORA

Entzündliche Darmerkrankungen haben in den vergangenen Jahren immens zugenommen. Ärzte, Therapeuten und Forscher vermuten, dass der steigende Einsatz von Emulgatoren in der

Lebensmittelindustrie die Zunahme dieser oft sehr belastenden Krankheiten fördert.

Entzündungen der Darmschleimhaut, besonders wenn sie chronisch werden, führen oft dazu, dass wichtige Nährstoffe nicht mehr ausreichend vom Darm aufgenommen werden können. Manche Forscher gehen sogar davon aus, dass Veränderungen der Darmflora, wie sie eben auch durch Emulgatoren ausgelöst werden können, auch das Auftreten von Stoffwechselproblemen wie erhöhte Blutfette, erhöhten Blutzucker und Gewichtszunahme fördern.

Emulgatoren kommen in zahlreichen Lebensmitteln vor, die aus verarbeiteten Rohstoffen bestehen, zum Beispiel in Wurst, Instantsuppen und -gerichten, in Eiscreme und in Produkten, die Schokolade enthalten. Sie sorgen für eine längere Haltbarkeit und für eine verbesserte Konsistenz dieser Produkte, indem sie wässrige und fetthaltige Bestandteile miteinander verbinden.

Viele meiner Klienten berichten davon, dass sie, indem sie ihre Wahrnehmung für die Signale des Körpers beim Essen verbessert hatten, viel häufiger wahrnehmen konnten, dass ihnen die entsprechenden Produkte überhaupt nicht guttun.

ZUSATZSTOFFE HEMMEN UNSER SÄTTIGUNGSGEFÜHL

Besonders Aromastoffe und Geschmacksverstärker können Fehlernährung fördern, indem sie unser Essverhalten verändern: So können sie bewirken, dass wir mehr von einem Nahrungsmittel zu uns nehmen, als gut für uns wäre, und dass wir uns so mit einem Zuviel an Nahrung überfordern, was dann den Organismus belasten kann. Auch hier können, je nachdem, welches Organsystem dadurch vermehrt belastet wird, gesundheitliche Probleme an den unterschiedlichsten Bereichen des Körpers die Folge sein.

Sicher sind viele Hilfsmittel und Verfahren der modernen Lebensmittelherstellung harmlos und gefährden weder die Gesundheit noch die Fähigkeit zur Eigenregulierung der Nahrungsaufnahme im Sinne unserer Körperintelligenz. Eine Vielzahl anderer Stoffe hingegen ist allerdings dazu durchaus in der Lage.

Zahlreiche dieser Stoffe beeinflussen nicht nur unseren Geschmackssinn. Sie stimulieren künstlich auch unser Belohnungssystem, das sich in einer unserer ursprünglichsten Hirnregionen befindet, dem limbischen System. Dieser Bereich des Gehirns ist für die Regulation der Nahrungsaufnahme besonders wichtig. So kommt es vor, dass beim Genuss von Food Design der *Autopilot* in Sachen Ernährung ausgeschaltet oder eingeschränkt wird: Signale, die einem Überessen vorbeugen würden, werden ausgeschaltet, denn mit dem Gegessenen werden auf künstliche Weise Stimmungen, Gefühle und Emotionen verknüpft, die ohne diese Substanzen bei diesem Essen so nicht aufgetreten wären.

Diese starken, oft unbewussten Impulse, die durch die Aromen ausgelöst werden, nutzen die Hersteller gern, um der Produkttreue des Kunden nachzuhelfen. Der allerdings muss dafür einen hohen Preis zahlen: Er verlernt, satt zu werden. Er verlernt, auf die natürlichen Signale seines Körpers zu hören.

Bei Tierversuchen mit Ratten konnten Forscher die Bedeutung von Aromastoffen aus dem Food Design für die Qualität der aufgenommenen Nahrung bereits eindrucksvoll nachweisen: So lange, wie die Nager ausreichend natürliche Nahrung zur Verfügung hatten, fraßen sie bedarfsgerecht. Gab man ihnen den Geschmacksverstärker Natriumglutamat, zeigte ein großer Teil der Versuchstiere ein deutlich verändertes Fressverhalten: Diese Veränderung lässt sich auf die Beeinflussung von bestimmten Gehirnregionen durch die Substanz zurückführen, die für die Regulierung des Appetits zuständig sind und die sowohl die Nahrungsaufnahme als auch die Sättigung steuern. Wenn die Nahrung Glutamat enthielt, fraßen die Tiere fast doppelt so viel wie ohne den Geschmacksverstärker.[33]

AUCH GEGENÜBER FOOD DESIGN WEISS DER KÖRPER SICH ZU HELFEN

Trotz all der Probleme, die Zusatzstoffe im Körper hervorrufen können, ist die Situation nicht aussichtslos. Denn nur weil Geschmack und Geruch verfälscht wurden, werden keineswegs alle Reaktionsmöglichkeiten des Körpers unterdrückt. Und so meldet sich der Körper trotzdem mit eindeutigen Signalen, wenn ihm bestimmte Substanzen nicht guttun.

So haben mir schon viele meiner Klienten, die gelernt haben, mit SI-Training ihre Körpersignale klar wahrzunehmen, davon berichtet, wie ihnen nun auffiel, wie klar ihr Körper sich meldet, wenn eine Nahrung aus dem Food Design nicht zu ihren Bedürfnissen passt. Denn auch wenn so manches Fertiggericht zu Beginn noch durch Geschmacksverstärker und Aromastoffe dem Körper falsche Tatsachen vorspielt, spätestens nach der Nahrungsaufnahme, bei der Verdauung oder bei der weiteren Verstoffwechselung quittiert der Körper schlechtes Essen mit schlechter Bekömmlichkeit. Vielleicht hatten Sie auch schon einmal ein unangenehmes Gefühl im Mundraum, in der Magengegend oder in anderen Regionen Ihres Körpers, nachdem Sie einen bestimmten Schokoriegel, eine bestimme Fertigpizza oder ein künstlich aromatisiertes Dessert verzehrt haben. Je tiefgreifender ein Mensch seine Fähigkeit, die eigenen Körpersignale wahrzunehmen, entwickelt hat, desto besser ist er in der Lage, solche Reaktionen seines Körpers auf Unbekömmliches zu spüren. So kann er seine Essgewohnheiten verbessern.

Dass sich der Körper in manchen Fällen nicht so einfach von Aromen und anderen Zusatzstoffen austricksen lässt, davon zeugt auch so manche Erfolgs- und Absatzkurve neuer Produktideen des Food Designs: Zwar verzeichnen viele dieser Produkte zu ihrer Einführung hohe Marktanteile – binnen des nächsten halben Jahres gehen deren Absätze aber oft drastisch zurück. Dieses Phänomen hat weniger damit zu tun, dass der Kunde ständig Abwechslung möchte und deswegen zu etwas Neuem greift. Es liegt vielmehr daran, dass sich mit den Wochen viele Erstkunden der schlechten Bekömmlichkeit des Produkts gewahr werden, eine Abneigung gegenüber dem Kunstprodukt entwickeln und nach einiger Zeit die Finger davon lassen, obwohl es im ersten Moment durch die Aromastoffe als echter Gaumengenuss erschien.

Auch in diesem Fall sollten wir den Körper also nicht abschreiben.[34]

AUF NUMMER SICHER MIT BIOPRODUKTEN

Alle, die es erst gar nicht darauf ankommen lassen wollen, Nahrung mit problematischen Zusatzstoffen zu sich zu nehmen, haben die Möglichkeit, Produkte ohne oder zumindest mit möglichst wenig Zusatzstoffen zu wählen.

Hier haben Hersteller aus der Biobranche Pionierarbeit geleistet, deren Produkte nur eine kleine Auswahl natürlicher und relativ unproblematischer Zusatzstoffe enthalten dürfen. Zudem gibt es vereinzelt Hersteller von Nichtbioware, die Bioherstellern in nichts nachstehen, was die Zusatzstoffauswahl angeht. So zum Beispiel der Tiefkühlanbieter Frosta und die Einzelhandelskette tegut, die in ihren Märkten neben einem großen Biokostsegment bereits seit den 1990er-Jahren eine Eigenmarke aus konventionellem Anbau, jedoch frei von künstlichen Aromastoffen und Geschmacksverstärkern anbietet.

VON DEN URSACHEN ZUR LÖSUNG

Wie wir sehen konnten, gibt es eine ganze Reihe an Gründen, weshalb Menschen ihr Körpergefühl beim Essen übergehen. Bleiben diese körpereigenen Signale sowie die ablenkenden

Außenreize unbewusst, übernehmen zunehmend Gewohnheiten und Konditionierungen die Regie über unser Essverhalten. Das Ergebnis ist dann oft Essen ohne Genuss und weit über Hunger, Sättigung und über die individuelle Nahrungspassung hinaus. Deshalb ist es nicht nur wichtig, dass wir uns die vielfältigen äußeren Einflüsse, die uns zum Essen animieren, bewusst machen, sondern dass wir auch die körperbezogene Selbstwahrnehmung verfeinern.[35]

Dennoch orientieren sich viele moderne Menschen noch immer lieber an Diätplänen, die im schlimmsten Fall gar nicht zu ihrer Veranlagung passen, statt an ihrem Joghurt oder an ihrem Obst zu schnuppern, auf die Bekömmlichkeit und die vielen weiteren Signale zu achten, die ihnen der Körper beim Essen gibt. Wenden wir uns also in den nun folgenden Kapiteln den Möglichkeiten zu, wie wir ganz konkret dafür sorgen können, die Botschaften des Körpers wieder besser zu verstehen.

AUF DEN KÖRPER HÖREN LERNEN

Somatische Intelligenz besitzt, wie wir im Laufe dieses Buches schon sehen konnten, jeder Mensch. Somatische Intelligenz hängt nicht von unserem Alter, Geschlecht oder Bildungsgrad ab oder nur von unserer Fähigkeit, logisch zu denken. Die einzigen beiden Dinge, die wirklich erforderlich sind, um unsere Somatische Intelligenz, die Signale unseres Körpers, achtsam zu nutzen, sind das Wissen um sie sowie das aufmerksame Üben, um sie auch wahrzunehmen.

Was dabei viele Menschen nicht für möglich halten: Bereits nach den ersten gezielten Übungen, die nur wenige Minuten in Anspruch nehmen, können wir dabei schon eine Wirkung erzielen.

Immer wieder habe ich in der Klinik und in meinen SI-Seminaren Menschen erlebt, die zu Anfang an dieser Aussage arge Zweifel hatten. Bis heute jedoch habe ich keinen einzigen Menschen erlebt, der nicht mit neuen, grundlegenden und richtungsweisenden Erkenntnissen aus einer Übungsstunde herausgegangen wäre.

Ging es in diesem Buch bislang hauptsächlich um die wissenschaftlichen Grundlagen der Somatischen Intelligenz, so geht es im nun folgenden Teil konkret darum, wie Sie Schritt für Schritt Ihre Körperwahrnehmung beim Essen verbessern können:

- worauf es sich dabei zu achten lohnt, wenn man die Somatische Intelligenz wiederbeleben will,
- welche Übungen Sie durchführen können,

◇ welche Denkweise es Ihnen ermöglicht, die wahrgenommenen Signale Ihres Körper so zu nutzen, dass Sie dadurch Ihr Essverhalten nachhaltig positiv beeinflussen können.

In den folgenden beiden Kapiteln stelle ich Ihnen nun die praktischen Werkzeuge der SI-Methode vor: Es handelt sich dabei um acht Bodyguards und praktische SI-Übungen zur Selbstwahrnehmung. Indem wir uns nun gleich diesen Werkzeugen zuwenden, kann es passieren, dass wir allmählich so manches, was wir womöglich seit Jahren aus Gewohnheit tun, aus einem neuen Blickwinkel wahrnehmen. Immer wieder höre ich von Teilnehmern meiner Workshops, dass sie nun, da sie sich darin üben, den Körper genau wahrzunehmen, ganz von selbst beim Essen vieles anders machen. Manche merken so zum ersten Mal, dass ein bestimmtes Essen oder auch ein bestimmtes Essverhalten, das sie sich lange angewöhnt haben, überhaupt nicht zu ihren Bedürfnissen passt.

Andere haben aus einem tiefen Empfinden heraus gelernt, nicht erst mit dem Essen aufzuhören, wenn der Teller leer ist oder sie wieder beruhigt sind, sondern bereits dann, wenn sie spüren können, dass sie satt sind.

Wieder andere können anhand der Übungen viel Neues über ihre Bedürfnisse und über ihre emotionale Bedürftigkeit herausfinden, die über Essbares gar nicht zu sättigen ist, wie viel auch immer man isst.

DIE ACHT ERNÄHRUNGSBODYGUARDS: SCHLÜSSEL ZUR SOMATISCHEN INTELLIGENZ

Anders als bei herkömmlichen Ernährungskonzepten handelt es sich bei den acht Bodyguards nicht um Ratschläge, welche Nahrungsmittel Sie essen oder vermeiden sollten. Auch gibt es keine Angaben darüber, wie viel Sie von etwas essen sollten.

Stattdessen geht es dabei ausschließlich um die Frage nach dem *Wie*: Wie können Sie sich im Umgang mit Ihrem Essen verhalten? Wie können Sie ganz individuell für sich herausfinden, welches Essen in welcher Menge und zu welcher Tageszeit zu Ihnen passt? Wie können Sie es schaffen, Ihren Sättigungspunkt rechtzeitig wieder genauer zu spüren? Und wie können Sie auch noch in den Stunden nach einer Mahlzeit herausfinden, ob Ihr Essen wirklich zu Ihnen passt oder ob Ihre Nahrungsauswahl beim Essen nächstes Mal vielleicht doch lieber anders sein sollte?

DER ERSTE BODYGUARD: VOR DEM ESSEN IN DIE RUHE FINDEN

Solange wir uns in innerer und äußerer Hochfrequenz, in sich überschlagenden Gedanken und einer Achterbahn der Gefühle befinden, wird es uns nur sehr begrenzt möglich sein, die Bedürfnisse und die Signale des Körpers wahrzunehmen. Weder unseren Riech- noch unseren Geschmackssinn, weder das Mundgefühl noch die Bekömmlichkeit einer Speise lassen sich präzise wahrnehmen, wenn wir gerade einer zu hohen Stressbelastung ausgesetzt sind.

Und so gibt es im Leben immer wieder Situationen, in denen es uns schwerfällt, voll im Hier und Jetzt, ganz bei uns selbst zu sein, in der Ruhe zu verweilen, uns nicht ablenken zu lassen und in der Entspannung anzukommen.

ERST IN DER RUHE ENTSTEHT RAUM FÜR BESONNENES NACHSPÜREN

Vor dem Essen sollten wir bewusst aus den Belastungen des Alltags aussteigen und in einen Zustand der Ruhe gelangen. Um das zu erreichen, haben wir viele Möglichkeiten. Die Übung

In die Ruhe finden, die ich Ihnen im nächsten Kapitel vorstelle, kann Ihnen dabei eine Hilfe sein. Über die Jahre hat sich diese Übung in meiner praktischen Arbeit vielfach bewährt. Die Übung ermöglicht es Ihnen, mit wenig Aufwand zur Ruhe zu kommen, den Ablenkungen von außen zu widerstehen und sich voll auf sich selbst zu konzentrieren. Auf vollkommen natürliche Weise erlangen Sie so die Fähigkeit, leichter und genauer den Signalen des Körpers beim Essen Ihr Gehör zu schenken.

Indem wir in die Ruhe kommen, wird wie von selbst, ohne dass Sie sich weiter darum kümmern müssen, noch ein weiterer Effekt eingeleitet: Der parasympathische Anteil unseres Nervensystems wird aktiviert. Dieser sorgt dafür, dass unsere Verdauungsorgane effektiver arbeiten, dass mehr Verdauungssäfte produziert werden und wir so unser Essen besser verdauen und verstoffwechseln können.

DAS TISCHGEBET: EINE WERTVOLLE TRADITION

Im letzten Kapitel haben wir einen kurzen Blick auf die Tradition des Tischgebets geworfen. Vor fünfzig Jahren war es in unserer Kultur noch ein weitverbreitetes Ritual, mit dem sich die Menschen Tag für Tag und Mahlzeit für Mahlzeit aus dem Tempo des Alltags ausklinkten, um sich in einen Zustand der Besonnenheit und Ruhe zu bringen.

Eine einfache und sehr wirksame Version eines Tischgebets möchte ich Ihnen hier vorstellen. Um auch nicht religiös lebenden Menschen einen Zugang zu dieser Übung zu ermöglichen, bevorzugt Isabel Vogeler, sie ist SI-Trainerin der ersten Stunde, nicht den Begriff *Tischgebet*, sondern *Essens-Andacht*: Sobald Ihr Essen vor Ihnen steht, können Sie Ihren Dank, Ihre Anerkennung und Ihre Wertschätzung an all jene richten, die daran beteiligt waren, dass Sie diese Nahrung nun einnehmen dürfen.

Bei dem, der es Ihnen womöglich serviert hat, bei dem, der es für Sie zubereitet hat, bei denen, die es zur Küche transportiert haben, bei denen, die es geerntet oder zu Nahrungsmitteln verarbeitet haben, den Pflanzen und gegebenenfalls den Tieren, aus denen die Nahrungsmittel gewonnen wurden, bei denen, die diese angepflanzt oder aufgezogen haben und bei jener natürlichen Kraft, die das Wachstum der Pflanzen und gegebenenfalls der Tiere überhaupt möglich gemacht hat.

Vielen modernen Menschen ist die Wirkung einer solchen Andacht auf die körperliche Gesundheit heutzutage gar nicht mehr bewusst. Umso überraschter waren viele meiner Klienten darüber, welche positive Wendung ihr Essverhalten allein durch diese kleine Übung erfuhr.

Bei allen Diskussionen der vergangenen Jahre über Diäten und die Wirkung von bestimmten Nährstoffen auf den Organismus bleibt es so: Eine dem Menschen artgemäße Ernährungsweise fängt damit an, dass wir beim Essen in die Ruhe kommen.

DER ZWEITE BODYGUARD: AUF DIE LUST BEIM ESSEN ACHTEN

Manchmal wird das Empfinden von Lust beim Essen mit negativen Begriffen wie Genusssucht, Verschwendungssucht und Maßlosigkeit verbunden.

Wie wir jedoch sehen konnten, ist Lust auf ein bestimmtes Essen oft ein wichtiges Körpersignal, das aus einem komplexen Zusammenspiel von verschiedenen Biosensoren im Organismus auftreten kann.

Hierzu ein Beispiel: An einem warmen, sonnigen Sommermorgen war ich joggen. Als ich wieder zu Hause angekommen war, hatte ich großen Durst. Etwa eine halbe Stunde später überkam mich zudem auch noch eine große Lust darauf, etwas Salziges zu essen. Mit diesen beiden Informationen, nämlich meiner gesteigerten Lust auf Wasser und auf salzhaltige Nahrung, zeigte mir mein Körper an, was nach einem Fünf-Kilometer-Lauf mit ordentlichem Schwitzen zu tun war, um wieder in Balance zu kommen. Denn Wasser und Salz waren die beiden Nährstoffe, die ich zuvor beim Joggen vermehrt verbraucht hatte. Indem der Körper mich via Lust dazu aufforderte, mir die Nährstoffe wieder zuzuführen, konnte er sicherstellen, dass Herz, Gehirn, Kreislauf und letztlich der gesamte Organismus ihr Leistungsvermögen und ihre Gesundheit bewahren konnten.

Der biologische Gegenpol von Lust ist Ekel, der in abgemilderter Form auch als Abneigung gegen ein Nahrungsmittel auftreten kann: Auch Ekel und Abneigung sind Produkte eines komplexen Zusammenspiels von verschiedenen Biosensoren im Organismus und haben die Aufgabe, uns vor unverträglichen Speisen oder Substanzen zu schützen.

Wenn Sie für sich herausfinden möchten, ob die Lust, die Sie auf ein bestimmtes Essen empfinden, eher auf Frustbewältigung oder Genusssucht zurückzuführen ist, so kann Ihnen der folgende Trick gut weiterhelfen: Achten Sie bei der betreffenden Speise nicht nur allein auf die Lust, die Sie gerade empfinden, sondern auch auf die Bodyguards, die ich Ihnen als Nächstes vorstellen werde. Wenn Sie große Lust auf eine Speise haben, Ihnen jedoch der Riechsinn nur eine mäßige bis fehlende Begeisterung für diese Speise anzeigt, ist es gut möglich, dass der Körper das jeweilige Essen momentan nicht gebrauchen kann.

Und noch eine Anregung, die schon viele meiner Klienten als hilfreich empfunden haben: Ausgenommen von Fällen, in denen Menschen eine Essstörung haben oder aufgrund von ausgeprägtem Untergewicht gesundheitlich gefährdet sind, gibt es aus medizinisch-wissenschaftlichem Ermessen keinen Grund, eine Speise zu essen, auf die Sie gerade keine Lust haben.

Wenn meine Klienten sich diesen Sachverhalt bewusst machen, entdecken diejenigen, die bisher unter ihrem Übergewicht gelitten haben, dass sie irgendwann in ihrem Leben, oft schon als Kind, die Angewohnheit entwickelt hatten, auch dann zu essen, wenn ihr Körper eigentlich gar keine Lust auf die Speise hat. Oft entstehen solche Angewohnheiten dadurch, dass die Betroffenen schon als Kind dazu genötigt werden, ihren Teller entgegen ihrem eigentlichen Körperempfinden leer zu essen. So haben viele von uns gelernt, die eigene Unlust auf ein Essen auszublenden und es sich entgegen den tatsächlichen Körpersignalen einzuverleiben (mehr hierzu im vorangehenden Kapitel).

DER DRITTE BODYGUARD: AUF DEN GERUCHSSINN ACHTEN

Der Geruchssinn ist einer unserer wichtigsten Bodyguards. Auch beim Essen. Er schützt uns vor einer ganzen Reihe von potenziellen Gefahren, die von unangenehm riechenden Stoffen ausgehen können. Entwicklungsgeschichtlich ist der Riechsinn einer unserer ältesten Sinne überhaupt und daher in vielen Bereichen ein sehr verlässlicher Ratgeber. Wenn wir auch beim Essen unseren Geruchssinn wieder bewusst miteinbeziehen, kann das unser Essverhalten von Grund auf verändern und uns dabei helfen, mit einer ungeahnten Leichtigkeit wieder in die Balance zu kommen. Zu einer Balance von Leib und Seele.

Meistens bin ich morgens schon früh wach. Oft kommt dann unser Kater Paul und will sein Fressen. Sobald ich ihm das gefüllte Schälchen an seinen gewohnten Platz stelle, spielt sich stets das Gleiche ab: Paul kommt an, und bevor er anfängt zu fressen, schnuppert er an dem Schälchen. Erst wenn er sicher ist, dass die Geruchsinformation stimmt, beginnt für ihn die Mahlzeit. Manchmal kommt es vor, dass er sein Fressen nach der Riechprobe nicht anrührt. Mitunter biete ich ihm dann etwas anderes an, und er nimmt eine weitere Riechprobe, um zu erneut zu entscheiden.

Ganz ähnliche Beobachtungen bei anderen Tieren haben mir auch schon Jäger, Tierpfleger und Tierärzte geschildert: Das Nahrungsverhalten der meisten Tiere wird zum einen durch Gewohnheiten bestimmt, zum anderen jedoch auch durch etwas gesteuert, das wir Instinkt nennen könnten. Dazu gehört auch die geruchliche Passung.

Indem Tiere ihren Geruchssinn nutzen, erhöhen sie ihre Chance auf Gesundheiterhaltung und eine artgerechte Ernährung. Und auch für uns Menschen kann der Geruchssinn beim Essen ein wahrer Bodyguard sein. Indem wir ihn bewusst für uns nutzen, kann er uns dabei helfen, in die Balance zu kommen und sie uns zu bewahren.

PASSENDER UND WENIGER ESSEN DURCH BEWUSSTES RIECHEN

Auch wenn aus wissenschaftlicher Sicht die Zusammenhänge von Geruchssinn und Ernährungsverhalten nur wenig erforscht sind, kann ich Ihnen aus meiner praktischen Erfahrung berichten, dass sich das Ernährungsverhalten von unzähligen Klienten, mit denen ich in den vergangenen fünfzehn Jahren zusammengearbeitet habe, bahnbrechend veränderte, als sie damit begannen, bewusst auf den Geruch ihres Essens zu achten.

Trainer, die an unserer Akademie die Ausbildung absolviert haben, berichten von den gleichen Erfahrungen an sich selbst und bei ihren Patienten. Eine Klientin, die durch das SI-Training feinfühlig für die Geruchseindrücke geworden war, die ihr das Essen bot, berichtete mir: »Früher habe ich nicht auf den Geruch des Essens geachtet. Ich weiß jetzt auch, dass es genau diese Tendenz war, die mich regelmäßig Dinge essen ließ, die eigentlich gar nicht zu mir passten.« Und weiter: »Seit ich bewusst immer öfter an einem Bissen rieche, bevor ich ihn esse, esse ich nicht nur spürbar passender, sondern auch mengenmäßig viel weniger als früher. Je bewusster ich mir werde, dass bestimmte Dinge allein schon vom Geruch her gar nicht zu mir passen, desto klarer merke ich, wie ich immer weniger davon esse. Ohne mich dazu zwingen zu müssen, sondern einfach, weil ich mich nicht mehr dazu überwinden kann, etwas zu essen, was für mich nicht gut riecht.«

DIE NASE: IHR PERSÖNLICHER LEIBWÄCHTER MITTEN IM GESICHT

Die Nase befindet sich zentral im Gesicht und unmittelbar über dem Mund. Diese Position sorgt dafür, dass wir ohne Anstrengung die aufsteigenden Gerüche von aller Nahrung aufnehmen können, bevor wir sie in uns aufnehmen. Bevor etwas in unseren Mund gelangt und somit in den Organismus aufgenommen wird, kann der Körper erst einmal prüfen, ob etwas zu seinen Bedürfnissen passt oder nicht. Wie ein Leibwächter hat die Nase die Aufgabe, potenziell Schädigendes noch vor der Pforte abzuweisen.

Oft, vor allem wenn keine weiteren Geruchs- oder Aromastoffe aus dem Food Design zugesetzt wurden, kann uns der Geruch eines Nahrungsmittels viel über seine Zusammensetzung verraten.

Dabei spielt nicht nur die Nase eine Rolle. Vielmehr handelt es sich um eine Vernetzung unseres Riechsinns, des Gehirns, des Darmnervensystems und weiterer Organe, die erst im gemeinsamen Zusammenspiel dafür sorgen, dass wir individuell so bedarfsgerecht wie möglich unsere Nahrung aufnehmen können.

Zu welchen unglaublich erscheinenden Leistungen die Nase in Verbindung mit Nerven-, Immun- und Hormonsystem in der Lage ist, zeigt sich nicht nur in der Nahrungswahl, sondern, mittlerweile schon weiter erforscht, auch in unserem Sexualverhalten. Denn auch bei der Partnerwahl spielen das Riechen und die über die Luft vermittelten Pheromone eine immense Rolle:

Ob zwei Menschen zueinanderfinden – und auch bleiben –, hat oft weit weniger damit zu tun, ob einer der beiden gut aussieht, ein üppiges Bankkonto oder einen guten Bausparvertrag hat. Viel entscheidender, das wissen Hormonforscher heute, ist hierbei nämlich der Geruch. Nicht ohne Grund gibt es den Ausdruck, dass man jemanden »nicht riechen« kann. Ein weiterer Grund, mehr Vertrauen in unsere Nase zu haben! Bei der Partnerwahl und auch beim Essen.

ÜBER DEN GERUCH DEN SÄTTIGUNGSPUNKT ERKENNEN

Auch wenn über den Zusammenhang von Geruchsinformation und Sättigungspunkt bislang nur wenige Erkenntnisse aus der Forschung vorliegen, konnten über die Jahre viele meiner Klienten mit meinen Empfehlungen ihr Essverhalten zum Besseren verändern.

Wenn Sie zu den Menschen gehören, die dazu neigen, mehr zu essen, als gut für sie ist, eröffnet uns der Riechsinn eine weitere großartige Chance. Über unsere Geruchsempfindung kann uns der Körper nämlich mitteilen, ob wir gerade noch Nahrung brauchen oder ob wir schon satt sind.

Wie wir den Duft eines Essens empfinden, kann uns tatsächlich dabei helfen zu erkennen, ob wir gerade unseren Sättigungspunkt erreicht haben. Besonders für Menschen, die aufgrund von langjährigem Zu-viel-Essen einen deutlich ausgeweiteten Magen haben, kann dieser Bodyguard Gold wert sein. Der Hintergrund: Wenn der Magen durch chronisches Überessen ausgeweitet ist, wird der Sättigungsreiz durch die Magenfüllung erst dann einsetzen, wenn wir schon längst viel zu viel gegessen haben. Hingegen lässt sich ein Sättigungssignal über den Riechsinn oftmals schon weit früher, nämlich direkt dann wahrnehmen, wenn es für den Körper wirklich genug ist.

Ein Klient, der viele Jahre zu viel gegessen hatte, berichtete mir in diesem Zusammenhang ein wichtiges Erlebnis: »Eines Abends, ich hatte mich mit Freunden in einer Wirtschaft zum Essen verabredet, achtete ich, so wie ich es im SI-Kurs gelernt hatte, ganz bewusst auf den Geruch meines Steaks. Ich roch wirklich ganz bewusst an jedem zurechtgeschnittenen Bissen, bevor ich ihn in den Mund führte. Ich kaute ihn ausgiebig und genoss den Bissen. Das Steak roch fantastisch, und ich wusste, dass es gerade genau zu mir passte. Doch dann fiel mir plötzlich etwas auf, das ich noch nie zuvor bewusst wahrgenommen hatte: Ich hatte etwa die Hälfte des Steaks gegessen, als mir der Geruch des Fleisches überhaupt nicht mehr so fabelhaft vorkam. Der Duft des Steaks rief plötzlich Abneigung in mir hervor! Dennoch aß ich erst einmal weiter. Doch es fühlte sich nicht mehr so gut an. Als nur noch ein Viertel meiner Portion auf dem Teller lag und ich einen weiteren Bissen vorbei an meiner Nase zum Mund führte, musste ich mir eingestehen, dass ich beim Geruch meines Steaks deutlichen Ekel empfand!«

Für meinen Klienten war diese Erfahrung der Wendepunkt in seinem Essverhalten. Durch das achtsame Nutzen seines Geruchssinns hatte er zum ersten Mal seinen ganz persönlichen Sättigungspunkt wahrgenommen.

WAS TUN, WENN DER GERUCHSSINN AUSFÄLLT?

Es gibt auch Fälle, in denen Menschen, selbst wenn sie es wollten, nicht riechen können: Wer etwa schon einmal einen Schnupfen oder angeschwollene Nasenmuscheln hatte, der kennt vielleicht das Phänomen, dass es uns dann sehr schwer fallen kann, ein Gefühl dafür zu entwickeln, welches Essen gerade wirklich zu uns passt. Oft meldet sich dann während und nach dem Essen das Gefühl, davon nicht wirklich befriedigt zu sein.

Immer wieder lerne ich bei meiner Arbeit auch Menschen kennen, die mir davon berichten, dass bei ihnen der Gewichtsanstieg erst begonnen habe, nachdem sie, zum Beispiel in Folge eines Infektes oder einer Verletzung, ihren Riechsinn ganz oder teilweise verloren hatten. Beim Essen ohne den Riechsinn auskommen zu müssen bedeutet eine deutliche Einschränkung der Körperintelligenz. Doch auch diese Situation ist keineswegs hoffnungslos: In solchen Fällen kann es die Rettung sein, intensiver auf die weiteren sieben Leibwächter unseres Körpers zu achten.

AUCH BEIM EINKAUFEN UND BEIM KOCHEN DEN RIECHSINN NUTZEN

Die Nase ist ein wundervolles Organ, das uns jederzeit bei einem typgerechten Essverhalten unterstützen kann. Schon beim Einkaufen wären wir deshalb gut beraten, wenn wir, ähnlich wie ein Fuchs, Reh oder Wildschwein, die bekanntlich an allem zuerst einmal schnüffeln, auf die Nahrungssuche gehen würden. Wer schon beim Einkaufen schnüffelt, hat gute Aussichten, Lebensmittel von guter Qualität und guter Passung mit nach Hause zu nehmen. Und auch beim Abschmecken ist die Nase unersetzlich, da wir nur durch sie auch das volle Aroma einer Speise wahrnehmen können. Aber selbst wenn man den Braten erst riecht, während der Bissen sich schon dem Mund nähert, ist noch genügend Zeit, mithilfe des Riechsinns mögliches Unheil aufgrund von schlechter Passung abzuwenden.

Mit zunehmender Übung können die Resultate alles übersteigen, was man sich als jemand, der seinen Riechsinn wenig nutzt, vorstellen kann.

NICHTS IST UNFEHLBAR: AUCH NICHT DER RIECHSINN

Auch wenn der Riechsinn einer unserer wichtigsten Bodyguards ist, ist es wichtig, auch die anderen sieben Bodyguards miteinzubeziehen. Auch wenn unser Riechsinn wirklich grundlegend ist, wäre es zu kurz gegriffen und nicht naturgemäß, all die weiteren Signale des Körpers rund ums Essen nicht miteinzubeziehen.

Je besser wir es verstehen, die Gesamtheit der acht Bodyguards miteinzubeziehen, desto höher ist die Chance, beim Essen zur individuellen Passung zu finden.

Auch ist es wichtig, die Funktion des Riechsinns nicht als absolut und unfehlbar zu betrachten. Denn nachweislich existieren zahlreiche giftige Stoffe – sowohl natürliche als auch künstliche –, die wir mit unserem Riechsinn nicht erkennen können.

Trotzdem ist unser Riechsinn ein wertvoller Bodyguard, der uns, gerade im Umgang mit natürlichen Nahrungsmitteln, einer unserer wichtigsten Ernährungsberater sein kann.

DIE GERUCHSEMPFINDUNG KANN SICH ÄNDERN

Wie wir den Geruch eines Lebensmittels erleben, kann sich, wie wir etwa am Beispiel von Schwangerschaft oder auch bei Infekten sehen konnten, andauernd verändern. Oft zeigt sich durch unsere momentane Verfasstheit, was der Körper gerade braucht.

So finden viele Menschen frühmorgens besonders schwere, fett- und proteinreiche Speisen wie zum Beispiel Leberwurst vom Geruch her eher abstoßend. Dagegen finden sie dieselbe Wurst am Abend ausgesprochen appetitlich. Manche Naturheilkundler führen dies darauf zurück, dass die Organsysteme rund um die Leber bei vielen Menschen am frühen Morgen massive Mengen an tierischen Fetten nicht verarbeiten können.

Wenn über den Tag die Leberkapazität bis zum Abend hin ansteigt, kann der Körper, sofern die schwere Speise sich mit den Bedürfnissen des Körpers deckt, auch grünes Licht geben, indem er Lust anzeigt und den Geruch der Wurst angenehm erscheinen lässt.

Ähnlich wie bei unserem Gehör oder unserem Sehsinn reagiert nicht jeder Mensch gleichermaßen sensibel auf Gerüche. Nur ein kleiner Teil der Bevölkerung gehört zu den sogenannten Supertastern, also Menschen mit extrem feinem Riech- und Geschmackssinn, die nicht selten Spitzenköche oder gar Tester werden.

Wir brauchen aber keineswegs dieser kleinen Gruppe anzugehören, um beim Essen unsere Sinne zu nutzen. Denn letztlich hat jeder Mensch das Potenzial, die Sinne, die er hat, zu schärfen. Genau diese Erfahrung durfte ich machen, als ich eine Weiterbildung in Sensorik machte, in der es darum ging, den Geruchs- und Geschmackssinn zu trainieren. Die Resultate waren bereits nach nur wenigen Wochen phänomenal. Dabei durfte ich lernen, Gerüche und Geschmacksrichtungen klar wahrzunehmen und voneinander zu unterscheiden, die mir zu Beginn des Lehrgangs nicht einmal aufgefallen wären.

Die meisten Menschen bleiben jedoch weit unter ihrem natürlichen Potenzial zurück. Statt ihre erstaunlichen Fähigkeiten zu nutzen, trauen viele ihrem Körpergefühl immer weniger. Viele moderne Menschen orientieren sich lieber an Kalorien- oder Inhaltsstoffangaben, statt an dem Joghurt oder an der Wurst zu schnuppern.

ZIEL: VOR JEDEM BISSEN ZUERST RIECHEN

So lautet denn auch meine Anregung, täglich, beim Einkauf, beim Kochen und »auf der Jagd« nach einem Snack für zwischendurch, schnuppernd durch die Welt zu gehen. Das ist, wie wir im Tierreich gesehen haben, vollkommen natürlich, erstaunlich einfach, und je öfter wir es tun, desto schneller kann das Riechen zu einer äußerst hilfreichen Gewohnheit werden. Nicht gerade an einem Büffet, doch etwas später, am Teller, durchaus.

Wenn Sie am Geruch merken, dass das, was Sie vor sich haben, gerade nicht passt, können Sie es entweder einpacken oder es zurückgehen lassen. Bitte keine Angst vor dem Zurückgehenlassen von Essen – je besser Sie lernen, Ihren Körper zu spüren, desto seltener werden Sic sich am falschen Buffet bedienen.

DER VIERTE BODYGUARD: AUF DEN GESCHMACKSSINN ACHTEN

Der Geschmackssinn, vielmehr die »gustatorische Wahrnehmung« glänzt durch erstaunliche Komplexität. Der Sinneseindruck, den wir gemeinhin als »Geschmack« bezeichnen, ist ein Zusammenspiel des Geschmacks- und Geruchssinns, gemeinsam mit Tast- und Temperaturinformationen aus der Mundhöhle.

Bei den fünf Grundgeschmacksrichtungen – zu denen neben süß, salzig, sauer und bitter auch Umami, japanisch für »herzhaft«, gezählt wird – ergibt sich durch die Kombination aus unterschiedlichen Rezeptortypen eine enorme Vielzahl von Wahrnehmungsmöglichkeiten. Im Sinne der Somatischen Intelligenz hilft uns unser Geschmackssinn, ungenießbares Essen zu vermeiden, Wohlschmeckendes zu erkennen und so in Verbindung mit den weiteren Bodyguards für eine bessere Nahrungspassung zu sorgen.

WAS SCHLECHT SCHMECKT, MACHT DICK?

Im krassen Gegensatz dazu erfahre ich im Gespräch mit meinen Klienten, dass so mancher von ihnen regelmäßig Dinge isst oder trinkt, die ihm geschmacklich nicht wirklich zusagen. So berichten manche Menschen von ihrer Gewohnheit, sich gegen ihr natürliches Geschmacksempfinden Mineralwässer, Tees und andere Getränke, Süßigkeiten und Snacks, aber auch Hauptmahlzeiten einzuverleiben.

Wenn wir davon ausgehen, dass uns ein Mangel an Wohlgeschmack davor bewahren soll, zu viel von etwas Unpassendem zu essen, erklärt sich, weshalb viele dieser Menschen früher oder später unter einem Zuviel an Körpergewicht leiden. Sie achten nicht mehr bewusst auf den Geschmack.

Wenn die Betroffenen mittels eines SI-Trainings beginnen, feinfühliger zu werden, erkennen sie, wie sich aus der bisherigen unpassenden Ernährung so unangenehme Dinge wie schlechte Bekömmlichkeit, eine Verschlechterung der Stimmung und sogar Probleme mit der Gesundheit entwickelt haben.

Oft hat dieses Essen entgegen dem Geschmackssinn mit Stress, Mangel an Zeit für Pausen und Heißhunger zu tun, der daraus entstanden ist, dass man zu lange das tatsächliche Ernährungsbedürfnis des Körpers ignoriert hat.

WAS DEN GESCHMACKSSINN STÖREN KANN

Wie leicht sich der Geschmackssinn allerdings auch vernebeln lässt, zeigt sich bei vielen Menschen, die aufgrund eines viel zu hohen Zucker- oder Süßstoffkonsums die Sensibilität für süß schmeckende Speisen drastisch eingebüßt haben. Dadurch erhöht sich bei ihnen das Risiko beträchtlich, sich chronisch zu süß und zu kohlenhydratreich zu ernähren, ohne überhaupt Notiz davon zu nehmen.

Von ähnlichen Erfahrungen berichten immer wieder Menschen in Verbindung mit künstlichen Geschmacksverstärkern, zum Beispiel mit Mononatriumglutamat. Auch hier kann es passieren, dass ein Zuviel davon dazu führt, dass unsere Wahrnehmungsfähigkeit für Herzhaftes eingeschränkt wird.

Indem wir jedoch Zucker, Süßstoffe und Geschmacksverstärker aus dem Food Design für einige Tage meiden, stellt sich unsere natürliche, feinfühligere Wahrnehmung für Süßes und Herzhaftes wieder ein. Viele Menschen, die schon einmal ein paar Tage gefastet haben, können davon berichten, dass ihre Geschmacks- und Geruchswahrnehmung durch den vorübergehenden Verzicht wieder feiner geworden ist.

Wichtig ist zudem, sich beim Essen nicht allein auf den Geschmack zu fokussieren, sondern die Aufmerksamkeit wann immer möglich allen acht Bodyguards zu schenken.

DER FÜNFTE BODYGUARD: AUF DAS MUNDGEFÜHL ACHTEN

Wie reagiert Ihre Mundschleimhaut auf das, was Sie essen? Manchmal merken wir schon beim ersten Bissen, dass ein Nahrungsmittel nicht zu den Gegebenheiten unseres Organismus passt. Obwohl der Geruch von Ananas, Kiwi und Banane bei mir oft eine angenehme Empfindung hervorruft, zeigt sich eine ganz andere Reaktion, wenn ich sie mit meiner Mundschleimhaut in Kontakt bringe. Dann stellt sich in Sekundenschnelle eine unangenehme Reizung an Zunge, Wangeninnenseiten, Gaumen und Rachen ein.

Als Jugendlicher schenkte ich diesen Signalen meines Körpers nicht die gebührende Beachtung. Heute weiß ich, dass mir der Körper damit ein klares »Stopp!« signalisierte. Ich überhörte dies und aß die Früchte dennoch. Mit dem Resultat, dass mir unmittelbar danach oft Magenkrämpfe und Bauchweh zu schaffen machten und sich Neurodermitis einstellte. Zudem fühlte ich mich danach oft noch den ganzen Tag über schlapp, müde und kraftlos, obwohl ich gut ausgeschlafen war und auch ansonsten in meinem Leben gut zurechtkam. Erst indem ich mich mit der Somatischen Intelligenz zu beschäftigen begann, entwickelte sich Stück für Stück mein Sinn dafür, diese Botschaften des Körpers und somit mich selbst besser anzuerkennen und wertzuschätzen.

So können Irritationen an der Mundschleimhaut, die durch den Kontakt mit Nahrungsmitteln entstehen, ein wertvoller Hinweis auf Unverträglichkeiten und Allergien sein. Diese Signale können Leben retten.

Ich erinnere mich hierbei an einen Patienten, der mir davon berichtete, wie er beim Essen von Kaviar plötzlich eine starke Reizung der Mundschleimhaut wahrgenommen hatte: »Wäre ich doch nur auf diese Signale meines Körpers eingegangen, ich hätte mir viel Leid erspart! Stattdessen löffelte ich meine Schale, so wie meine Tischnachbarn, ganz aus. Die Reizung wurde immer schlimmer, und zehn Minuten später hatte ich einen anaphylaktischen Schock. Nur dem Notarzt, der mit Blaulicht kam, ist es zu verdanken, dass ich heute noch lebe. Seitdem achte ich prinzipiell auf mein Mundgefühl – und seit ich die SI-Methode kenne, auch auf die anderen Bodyguards!«

An diesem Beispiel zeigt sich auch klar, dass es problematisch sein kann, ausschließlich einem einzigen Bodyguard, in diesem Fall dem Riechsinn, Beachtung zu schenken: Zwar hatte der Riechsinn sein »Ja« gegeben. Doch das Mundgefühl hat den Alarm eingeschaltet.

DER SECHSTE BODYGUARD: AUF DAS ESSTEMPO ACHTEN

Ob unser Essen uns bekommt oder nicht, hängt nicht allein davon ab, ob die in der Nahrung enthaltenen Inhaltsstoffe zu uns passen, sondern in ganz besonderem Maße auch davon, ob wir uns genügend Zeit dafür nehmen. Es ist nämlich wichtig, dass das Essen ausreichend gekaut und eingespeichelt wird. Ein Essen mag von seinen Inhaltsstoffen her noch so gut zu Ihnen passen –

wenn Sie es jedoch in der Mundhöhle nicht ausreichend zerkleinert haben, ist es sehr wahrscheinlich, dass es uns nicht bekommt und uns sogar eher schwächt und schädigt, anstatt uns gutzutun.

Je weniger wir unsere Nahrung kauen, desto mehr belasten wir uns! Unvollständig gekautes Essen verlangt unserem Magen und Darm mehr Verdauungsarbeit, mehr Bildung von Verdauungssäften sowie eine höhere Belastung der Schleimhaut und der Nerven ab. Daraus ergibt sich deutlich mehr Stress und Belastung für den gesamten Organismus! Als Folge stellen sich dann oft Müdigkeit, Abgeschlagenheit und Magenschmerzen nach dem Essen ein. In den tieferen Darmregionen begünstigt die schlechte Vorverdauung dann auch noch Gärungs- und Fäulnisprozesse, von denen Probleme mit der Darmflora und eine zusätzliche Schwächung des ganzen Organismus ausgehen können.

LANGSAMER ESSEN HEISST WENIGER ESSEN

Zudem kann gründliches Kauen eine gute Möglichkeit sein, um überschüssige Kilos loszuwerden und das individuelle Wohlfühlgewicht zu erreichen. Denn je besser Sie kauen, desto weniger Nahrung werden Sie brauchen, bis sich bei Ihnen die Sättigung meldet und Sie befriedigt spüren können, dass Sie satt sind. Bis sich durch die Dehnung des Magens beim Essen ein natürliches Sättigungsgefühl einstellt, dauert es oft zwanzig Minuten und manchmal sogar noch länger. Und so macht es auch in Sachen Kalorienaufnahme einen entscheidenden Unterschied, ob wir in diesem Zeitfenster unser Essen hastig hinunterschlingen oder ob wir in Würde und Ruhe, mit Genuss und Gelassenheit unser Essen in Empfang nehmen.

Hinzu kommt, dass viele Menschen, indem sie zu schnell essen, nicht mehr auf den Geruch und den Geschmack ihres

Essens achten. Auch dies sind, wie wir eben gesehen haben, wichtige Informationen, die uns zeigen können, ob wir satt sind.

ZU SCHNELLES ESSEN BELASTET DEN KÖRPER

In den ersten Jahren meines Berufslebens hastete ich oft zum Mittagessen im Klinikbistro. Weil die Pausenzeit oft nur kurz war, aß ich besonders schnell, um auch bloß die gesamte Portion auf dem Teller zu schaffen. Anschließend hatte ich dann oft Sodbrennen, Aufstoßen und fühlte mich für den weiteren Nachmittag oft müde und unangenehm abgeschlagen.

Wenn wir bei einer Mahlzeit nur wenig Zeit zum Essen haben, neigen wir dazu, einfach schneller zu essen, um die Portion auch wirklich ganz zu schaffen. Allerdings geht das nur, wenn wir anfangen zu schlingen, anstatt würdevoll zu essen. Die Verdauung wird schlechter, das Wohlbefinden sinkt, der Stoffwechsel wird immer stärker belastet und die gesundheitlichen Probleme nehmen zu. Bei vielen Menschen, die unter Burnout oder Erschöpfung leiden, können wir genau dieses Verhalten beobachten.

Mit der Zeit durfte ich lernen, beim Essen sorgsamer mit mir selbst umzugehen: Wenn ich heute nur wenig Zeit habe, gelingt es mir besser als früher, bei einem langsameren, für mich passenden natürlichen Esstempo zu bleiben und einfach weniger zu essen – statt innerhalb der kurzen Zeit so viel wie möglich.

Unser Esstempo ist keineswegs ein banales Thema. Genau dieser einfache, kleine Kniff ist oftmals der Schlüssel zu einem ganz anderen, viel besseren Wohlbefinden: Wenn die Pause nur kurz ist, bleiben wir bei einem konstant niedrigen Esstempo! Was der Körper braucht, ist ausgiebiges Kauen und gutes Einspeicheln.

Wir können uns vom Glaubenssatz »Ich muss es schaffen, in der Kürze leer zu essen!« verabschieden! Ich kenne Menschen, für die dieser Punkt der entscheidende war! Menschen, die mitunter über Jahre hinweg aus Zeitdruck regelmäßig ihr Essen hinuntergeschlungen haben und die schlichtweg – im Tunnelblick, der leicht entsteht, wenn wir in Eile und Hochfrequenz leben – die Möglichkeit des »Weniger bei niedrigem Esstempo« nicht für sich erkennen konnten.

Wie in vielen anderen Bereichen, so verhält es sich auch beim Essen: Wenn wir uns nicht aus der Ruhe bringen lassen, dann ist weniger manchmal einfach mehr.

INNERER WANDEL DURCH BESONNENES ESSEN

Das überaus wahre Sprichwort »Du bist, was du isst« inspiriert uns nicht nur dazu, auf eine angemessenere Art zu essen. Ein neues Ernährungsverhalten führt außerdem zu einem Wandel im Charakter und der inneren Haltung sich selbst und der Welt gegenüber.

Gründlich zu kauen kann ein meditatives Erlebnis sein. Denn so wie andere Formen der monotonen Muskelaktivität fördert es im Gehirn die Produktion von Glückshormonen und kann uns helfen, Aggressionen sowie innere (psychische) oder muskuläre Spannungen in den Kiefermuskeln abzubauen – ein Effekt, den viele Menschen aufgrund seiner scheinbaren Banalität deutlich unterschätzen.[36]

EAT YOUR DRINK AND DRINK YOUR FOOD!

Gut gekaut ist halb verdaut. Doch was heißt eigentlich »gut gekaut«? Die Antwort: Eigentlich sind wir Menschen dazu geschaffen, unsere Nahrung zu trinken. Ich meine damit nicht, dass wir jetzt nur noch flüssige Kost, Suppen, Brei und Mus zu uns nehmen sollten. Vielmehr ist es so, dass wir tatsächlich dann am besten verdauen können, wenn wir unser Essen erst dann hinunterschlucken, wenn wir es durch das Kauen und Einspeicheln so weit bearbeitet haben, dass es zu einer komplett flüssigen Masse geworden ist. Diese natürliche Form der Vorverdauung entlastet den Magen, den Darm und dadurch den gesamten Körper.

In meiner Arbeit als Krankenpfleger auf einer bauchchirurgischen Wachstation und auf einer Station für Magen-Darm-Heilkunde sowie später auch als Ernährungsberater in weiteren klinischen Fachbereichen durfte ich immer wieder miterleben, wie sich Probleme an den Verdauungsorganen, mochten sie zum Teil noch so lange bestanden haben, innerhalb weniger Tage wie von selbst auflösten, wenn die Betroffenen nur endlich damit anfingen, ihr Essen konsequent zu kauen.

Manche Ernährungsfachleute empfehlen deshalb, jeden festen Bissen exakt dreißig oder auch vierzig Mal durchzukauen. Doch das ist oftmals gar nicht nötig. Denn je bewusster ein Mensch sein Essen zu sich nimmt, desto klarer wird er auch ohne eine feste Zahlenvorgabe merken, wann es mit dem Kauen genügt, um wirklich *flüssig essen* zu können. Manche Dinge brauchen aufgrund ihrer Konsistenz eben nur fünf Kaubewegungen, um verflüssigt zu sein, während es bei anderen Speisen gut und gerne bis zu fünfzig Kaubewegungen in Anspruch nehmen kann. Anstatt zu zählen, können Sie also auch einfach so lange kauen, bis die Nahrung flüssig geworden ist. Damit entlasten Sie Magen und Darm und verbessern zugleich die Aufnahme und Nutzung der lebenswichtigen Vital- und Nährstoffe, die sich in Ihrem Essen befinden.

KAUEN ALS SCHLÜSSEL ZU EINER FEINEREN WAHRNEHMUNG

Zu guter Letzt empfehlen auch echte Feinschmecker und Spitzenköche, das Essen erst dann zu schlucken, wenn es im Mund so gut bearbeitet wurde, dass es sich verflüssigt hat. Denn erst so kann sich der Geschmack eines Essens wirklich entfalten.

Der qualitative Unterschied zwischen hochwertigem Essen und Nahrung aus dem Food Design wird gerade auf diese Weise am eigenen Leib spürbar. Je genauer wir es schaffen, hochwertige von minderwertiger Nahrung zu unterscheiden, indem wir lernen, uns beim ausgiebigen Kauen auf das Aroma zu konzentrieren, desto eher finden wir das passende Essen.

DER SIEBTE BODYGUARD: AUF DIE NAHRUNGSMENGE ACHTEN

Wenn wir die ersten sechs Bodyguards nicht beachten, führt dies oft dazu, dass wir weit mehr essen, als es tatsächlich gut für uns ist. Je genauer wir hingegen auf Ruhe, Lust, Geruch, Geschmack, Mundgefühl und Esstempo achten, desto besser können sie uns davor behüten, uns zu überfordern.

Wenn wir mehr Kalorien zu uns nehmen, als wir brauchen, führt das bei den meisten Menschen zu Problemen mit der Gesundheit. Vielen betroffenen Menschen fällt es auf den ersten Blick gar nicht auf, wie sehr sich in jedem Zuviel an Essen tatsächlich immer die Tendenz zur Selbstüberforderung zeigt.

Denn wer sich mehr Essen auf den Teller lädt und einverleibt, als für ihn gut ist, zeigt dieses Verhalten oft auch in anderen Bereichen seines Lebens, etwa auf der Arbeit, in der Familie oder in der Partnerschaft. Doch es geht auch andersherum: Wer von innen heraus sein Essverhalten verändert, verändert oft auch wie von selbst sein Verhalten in anderen Bereichen seines Lebens.

LERNEN AUFZUHÖREN

Wir haben uns bereits angesehen, wohin es führen kann, wenn Kinder dazu gezwungen werden, immer einen leeren Teller zu hinterlassen. Oft werden solche schädlichen Vorstellungen verstärkt durch moralische Appelle wie diesen: »In Afrika verhungern die Kinder! Schäm dich, dass du deinen Teller nicht leer isst!«

Doch es stimmt nicht, was man als Kind am Esstisch zu hören bekommt. Menschen hungern an anderen Orten der Erde nicht, weil wir nicht aufessen, sondern in den meisten Fällen, weil Machthaber in den jeweiligen Regionen dies durch politische Entscheidungen in der dortigen Wirtschaft so in die Wege geleitet haben. Es spielt für die armen Menschen keine Rolle, wie ein europäisches Kind mit dem Essen auf dem Teller umgeht.

Ganz sicher ist es schade um jede Nahrung, die im Abfall landet. Doch wäre irgendjemandem wirklich geholfen, wenn wir uns überessen und damit selbst schädigen, nur damit das Essen nicht weggeschmissen werden muss? Wenn Ihnen der Körper über das Gefühl *satt* oder *Abneigung* ein klares Nein zu verstehen gibt, warum sollte man weiteressen? Wenn es ums Essen geht, sollten wir selbst und unsere individuellen Bedürfnisse das Maß der Dinge sein, nicht eine bestimmte, vorgeschriebene Portionsgröße!

Auch wenn es anfangs häufiger vorkommen mag, dass Nahrungsmittel übrig bleiben, wenn wir auf die Signale des Körpers hören: Je besser wir die eigenen Bedürfnisse beim Essen und Trinken wieder erkennen lernen, desto seltener kommt es vor, dass wir uns den Teller zu voll laden. Je klarer wir unser individuelles Maß kennenlernen, desto besser lernen wir, dafür zu sorgen, dass wir exakt die richtige Zusammenstellung, Art und Menge an Nahrung bekommen. Bei der Bestellung im Lokal, am Büffet und erst recht am heimischen Esstisch.

DER ACHTE BODYGUARD: AUF DIE BEKÖMMLICHKEIT UND STIMMUNG ACHTEN

Wie unser Essen uns bekommt, hängt von einer ganzen Reihe Faktoren ab: Ob wir angespannt oder gelassen sind, ob wir in Ruhe oder in Hochfrequenz essen – und nicht zuletzt auch, ob die Nahrung, die wir zu uns nehmen, auch wirklich zu unseren momentanen Bedürfnissen passt. Wie bekommt Ihnen Ihr Essen? Ist Ihr Wärmehaushalt in Balance, oder fangen Sie nach dem Essen an zu schwitzen? Oder kommen Sie auch nach einer Mahlzeit nicht aus dem Frösteln heraus? Fühlen Sie sich nach dem Essen energiegeladen oder müde? Haben Sie ein angenehmes Gefühl im Magen? Oder machen Ihnen nach dem Essen ein unangenehmes Völlegefühl, Schmerzen, Blähungen oder Sodbrennen zu schaffen? Ist Ihr Magen nach dem Essen und Trinken ruhig, oder reagiert er mit Nervosität, Gluckern, Knurren und einem unangenehmen Gefühl? Mithilfe all dieser Signale gibt uns der Körper andauernd Rückmeldung, ob das, was wir uns einverleibt haben, zu seinen Bedürfnissen passt oder nicht (mehr zu den Körpersignalen ab Seite 48).

WIE DIE BEKÖMMLICHKEIT DIE STIMMUNG BEEINFLUSST

Vermutlich haben die allermeisten von uns schon einmal die Erfahrung gemacht, dass unser psychischer Zustand die Funktion unserer Verdauungsorgane beeinflussen kann. Doch es geht auch umgekehrt: Wenn die Verdauung stimmt, trägt das auch zu einer guten Hirnleistung bei. Steht hingegen der Magen-Darm-Trakt unter Stress, etwa weil wir zu viel oder das Falsche gegessen haben, wird sich dies auch nachteilig auf unser geistiges Leistungsvermögen, auf die Konzentrationsfähigkeit und auf unsere Stimmung auswirken.

Zu einem großen Teil lässt sich dieser Zusammenhang auf einen Regelmechanismus zurückführen, den man in der Forschung *Darm-Hirn-Achse* nennt.

Je besser es uns mit der Zeit gelingt, die acht Bodyguards beim Essen für uns zu nutzen, umso mehr gestalten wir unsere Ernährung so, dass wir psychisch davon profitieren.

DIE SI-ÜBUNGEN – GEZIELT DIE KÖRPERWAHRNEHMUNG TRAINIEREN

Menschen, die gelernt haben, sich so zu ernähren, dass sie ihren individuellen Bedürfnissen gerecht werden, geht es besser. Sie leben gesünder, und das wirkt sich auf verschiedene Ebenen ihres Lebens aus. Viele von uns haben es jedoch im Laufe ihres Lebens verlernt, beim Essen die Signale des Körpers zu beachten. Doch wir können lernen, die Stimme des Körpers wieder wahrzunehmen und für uns zu nutzen. Die Effekte sind vielfältig:

- ◇ Wir spüren wieder, ab welchem Punkt wir wirklich satt sind, statt uns zu überessen.
- ◇ Unser Gewicht und die Körperzusammensetzung können sich harmonisieren.
- ◇ Der Stoffwechsel kommt ins Gleichgewicht.
- ◇ Figur, Haut, Immunsystem und letztlich der Zustand aller Organsysteme können sich verbessern.
- ◇ Unser Wohlbefinden, sowohl körperlich als auch psychisch, kann sich beträchtlich verbessern.

Die folgenden Übungen zur Verbesserung Ihres Körpergefühls beim Essen können wir mit jeder Kostform durchführen und so unsere Ernährungsweise an unsere ganz individuellen Bedürfnisse anpassen.

DIE ERSTEN SCHRITTE BEIM IN-SICH-HINEINSPÜREN

Im Folgenden habe ich für Sie eine Reihe von einfachen und zugleich hocheffektiven Übungen zusammengestellt, mit denen Sie Ihre Körperwahrnehmung beim Essen fördern und die Signale Ihres Körpers besser wahrnehmen können. In der praktischen Arbeit mit meinen Patienten, in Einzelsitzungen und in Seminaren durfte ich diese Trainingsmethoden über Jahre hinweg anwenden und weiterentwickeln.

Wenngleich manche Übung auf den ersten Blick banal erscheinen mag, so haben sich alle diese achtsamkeitsbasierten Methoden dennoch als höchst wirkungsvoll herausgestellt.

Mittlerweile sind viele Menschen, die auf ihre täglichen SI-Übungen (selbst wenn sie nur wenige Sekunden dauern) nicht mehr verzichten wollen, von den Übungen überzeugt.

DER WERT DES PRAKTISCHEN ÜBENS

Selbstverständlich können Sie dieses Buch lesen, ohne die praktischen Übungen zu machen. Dies wird Ihr kognitives Verständnis für die Somatische Intelligenz verbessern. Wenn Sie die Übungen aber tatsächlich durchführen, wird dies auch Ihr Ernährungsverhalten ändern. Beide Herangehensweisen sind möglich, aber die letztere wird noch wesentlich ergiebiger sein. Die SI-Methode bereichert unser Leben vor allem dann, wenn unser Wissen in praktische Erfahrungen mündet.

EINFACH UND EFFEKTIV

Manchmal kann sich bereits nach dem ersten Üben ein positiver Effekt einstellen. Je öfter wir eine Übung machen, desto tiefer verinnerlichen wir die in der jeweiligen Übung trainierten Fähigkeiten. Viele Übende haben mir über die Jahre davon berichtet, ab einem bestimmten Grad die Ess- und Trinkmeditationen dermaßen tief verinnerlicht zu haben, dass sie bei ihnen bei jedem Essen oder Trinken ganz automatisch *mitlaufen*.

Weil sämtliche Übungen nur wenig Zeit in Anspruch nehmen, lassen sie sich für viele Menschen problemlos in den Tagesablauf einbauen. Ich kenne Übende, die das regelmäßige SI-Training, etwa nach dem Aufstehen, nach dem Essen, in einer kurzen Pause oder auch unmittelbar vor dem Schlafengehen, schon zu einem höchst angenehmen meditativen Ritual gemacht haben.

Zudem haben bereits viele Übende die Erfahrung gemacht, dass sie mit zunehmender Erfahrung immer weniger Zeit zum Üben brauchen. So ist es nicht selten, dass Geübte beispielsweise für die Übung *Gerade gegessen* – für die die meisten zu Beginn noch rund fünf Minuten benötigen – nur noch zwanzig Sekunden brauchen. Dies ist ein beeindruckendes Beispiel dafür, wie deutlich wir durch gezieltes, konzentriertes Üben unsere Wahrnehmungsqualität und unsere *Entspannungskompetenz* bis in ungeahnte Höhen steigern können.

BEVOR SIE MIT DEM ÜBEN BEGINNEN …

Die nun folgenden Übungen der SI-Methode unterteilen sich in Basisübungen und in Ernährungsübungen. Während die Basisübungen uns ermöglichen, in einen Zustand der Ruhe zu kommen und die generelle Körperwahrnehmung zu trainieren, beschäftigen sich die Ernährungsübungen direkt mit der Wahrnehmung unserer konkreten Körpersignale und unserem Verhalten beim Essen.

Für die Basisübungen gilt: Wann immer Sie eine der Übungen durchführen möchten, lesen Sie die betreffende Erklärung bitte mehrmals durch, bis Sie sich den Übungsablauf merken können.

Um die Ernährungsübungen allein durchzuführen, können Sie sich jeweils einen Übungsschritt vorlesen, um ihn dann umzusetzen. Danach können Sie zum jeweils nächsten Punkt gehen, indem Sie sich auch diesen zuerst vorlesen und ihn dann anschließend umsetzen. Auf diese Weise können Sie die jeweilige Übung Schritt für Schritt durchführen.

Sowohl für die Basis- als auch für die Ernährungsübungen gilt: Wenn Ihnen ein Partner die Übungen in einem einfühlsamen Ton vorliest, können Sie auch direkt mit ihrer Durchführung beginnen.[37]

Sorgen Sie, wenn möglich, gerade bei den ersten Übungsdurchgängen für eine angenehme Atmosphäre. Am besten sollten die Übungen in einer möglichst ruhigen und stillen Umgebung durchgeführt werden. Mit zunehmender Erfahrung können Sie die Übungen schließlich in jeder Umgebung durchführen.

Die nun folgende Übung hat schon vielen meiner Klienten und mir selbst gut dabei geholfen, gezielt in einen solchen Zustand der Ruhe und Gelassenheit hineinzufinden.

In ihrer wirklich faszinierenden Einfachheit gehört schon seit Jahren zu meinen absoluten Favoriten. Sie hilft Ihnen dabei …

- Gelassenheit, Zuversicht und Selbstakzeptanz zu erlangen,
- die Gehirnaktivität zu regulieren (den Erregungsgrad des Gehirns zu vermindern),
- Ablenkungen von außen gelassen zu widerstehen,
- mit Stressbelastungen konstruktiv umzugehen.

BASISÜBUNG 1: IN DIE RUHE FINDEN

Dauer: drei bis zehn Minuten

1. Machen Sie es sich bequem. Legen Sie sich so hin, dass Kopf, Hals und Wirbelsäule eine Linie bilden. Wenn Sie mögen, dann können Sie Ihre Augen dabei schließen.

2. Können Sie wahrnehmen, wie der Boden Sie sicher trägt? Wie Sie mit den Fersen den Boden berühren? Wie Sie mit den Waden auf dem Boden aufliegen? Wie Sie mit den Oberschenkeln den Boden berühren?

3. Spüren Sie, wie Sie mit dem Gesäß auf dem Boden aufliegen? Wie Sie mit Steiß- und Kreuzbein auf dem Boden aufliegen? Wie Sie mit Teilen Ihrer Lendenwirbelsäule auf dem Boden aufliegen?

4. Nehmen Sie wahr, wie Sie mit der Brustwirbelsäule auf dem Boden aufliegen? Wie Sie mit den Schulterblättern den Boden berühren? Wie Sie mit dem Kopf auf dem Boden aufliegen?

5. Nehmen Sie bewusst wahr, wie Ihre Arme und Hände auf dem Boden aufliegen.

6. Sie können ganz bei sich sein. Nichts kann Sie stören. Alles hat Zeit bis später. Lassen Sie die Gedanken kommen, sie ziehen wie Wolken am Sommerhimmel an Ihnen vorbei. Sie können vollkommen ruhig und entspannt sein.

7. Nun können Sie sich langsam bereit machen, mit Ihrem Bewusstsein wieder in den Raum zurückzukommen.

8. Für den Fall, dass Sie Ihre Augen geschlossen haben, können Sie sie mit den nächsten Atemzügen behutsam wieder öffnen.

9. Sie können sich jetzt recken und strecken, so wie es Ihnen guttut. Wenn Sie das Bedürfnis haben, noch wacher zu werden, können Sie ein paarmal hintereinander schnell und fest die Fäuste ballen und gleichzeitig mehrmals weit die Augen öffnen. Nun können Sie die Übung abschließen und wieder vollkommen erfrischt und wach im Hier und Jetzt ankommen.

Mit der nun folgenden Übung lade ich Sie dazu ein, allein mithilfe Ihrer Sinne eine Reise durch sämtliche Regionen Ihres Körpers zu unternehmen – angefangen bei den Zehen bis in die Fingerspitzen. Die Übung kann uns eine große Hilfe dabei sein, den eigenen Körper zu erkunden und ihn auf diese Weise besser wahrzunehmen.

Eine Teilnehmerin eines SI-Kurses beschrieb mir diese Übung einmal als eine Verabredung mit ihrem eigenen Körper. In vielen Arten der Meditation auf der ganzen Welt zählt diese Übung zu den wichtigsten überhaupt, weil wir, indem wir lernen, jeden Zentimeter unseres Körpers mit den eigenen Sinnen genau abzuscannen, unsere allgemeine Körperwahrnehmung ganz beträchtlich verbessern können. Dass sich dieser Effekt sehr positiv auf unsere Selbstwahrnehmung beim Essen auswirken kann, konnte mittlerweile wissenschaftlich nachgewiesen werden.[38]

BASISÜBUNG 2: DEN KÖRPER ACHTSAM WAHRNEHMEN

Dauer: fünfzehn bis zwanzig Minuten

1. Machen Sie es sich liegend (oder sitzend) auf Ihrem Platz bequem. Spüren Sie, wie Sie sicher auf Ihrer Unterlage aufliegen (oder sitzen). Schließen Sie Ihre Augen und versuchen Sie, möglichst gerade zu liegen (oder zu sitzen). Kopf, Nacken und Wirbelsäule bilden eine Linie. So fällt es Ihnen leichter, tief und energiereich zu atmen und Ihren ganzen Körper zu spüren. Mit jedem Atemzug können Sie für sich selbst sorgen und sämtliche Teile Ihres Körpers mit ausreichend Sauerstoff versorgen und so allen Organen auf diese Weise ihre Arbeit erleichtern.

Ihr Blut kann ruhig strömen. Ihr Bauchraum entspannt sich angenehm. Bauch und Kopf kommen leichter in einen Zustand entspannter Vitalität.

Während der gesamten Übung geht es nicht darum, etwas zu verändern oder zu erreichen. Es geht darum, einfach zu beobachten, was ist, und es so anzunehmen, wie es ist.

2. Sie können nun Ihre Wahrnehmung auf Ihren Atem lenken. Vielleicht können Sie dabei wahrnehmen, wie sich Ihre Bauchdecke mit dem Einatmen hebt und mit dem Ausatmen wieder senkt – ganz von selbst, ohne dass Sie dafür etwas tun müssten. Es geht darum, einfach zu beobachten, wie Einatmen und Ausatmen sich abwechseln. Nehmen Sie sich hierzu eine Minute Zeit.

3. Nun können Sie Ihre Aufmerksamkeit ganz bewusst zu den Zehen Ihres linken Fußes lenken. Beobachten Sie, was Sie in den Zehen wahrnehmen können: vielleicht die Temperatur, Berührung (wenn eine Decke auf Ihren Füßen liegt), ein Kribbeln, die Stellung der Gelenke, etwas anderes oder vielleicht auch nichts. Es ist auch in Ordnung, eben ganz

bewusst nichts zu spüren. Wenden Sie sich dann mit Ihrer Aufmerksamkeit wieder Ihrem Atem zu.

Dann widmen Sie sich Ihrer Fußsohle, der Ferse, dem linken Knöchel. Und während Sie auch in diese Körperteile bewusst ein- und wieder ausatmen können, nehmen Sie alle Empfindungen wahr, derer Sie sich dort gerade bewusst werden können. Registrieren Sie diese und lassen Sie sie dann sogleich wieder los.

4. Sobald Sie merken, dass ablenkende Gedanken auftauchen, holen Sie Ihre Aufmerksamkeit zum Atem und zu der Körperregion zurück. Tasten Sie sich innerlich durch das linke Bein aufwärts. Spüren Sie, wie sich Ihr linker Unterschenkel anfühlt, und dann, wie sich Ihr linker Oberschenkel anfühlt.

5. Lenken Sie nun Ihre Aufmerksamkeit auf die Zehen des rechten Fußes. Beobachten Sie auch hier, was Sie in den Zehen wahrnehmen: Temperatur, vielleicht die Berührung einer Decke, ein Kribbeln, die Stellung der Gelenke, etwas anderes oder vielleicht auch nichts. Auch hier ist es völlig in Ordnung, eben ganz bewusst nichts zu spüren.

Dann widmen Sie sich Ihrer Fußsohle, der Ferse, dem Knöchel. Und während Sie auch in diese Körperteile bewusst hinein- und wieder herausatmen, nehmen Sie alle Empfindungen wahr. Registrieren Sie sie und lassen Sie sie los.

Fahren Sie dann mit der Übung fort. Gehen Sie mit Ihrer Aufmerksamkeit über das gesamte rechte Bein, den rechten Unterschenkel und den Oberschenkel.

6. Lenken Sie nun Ihre Aufmerksamkeit zu Ihrem Gesäß, nach links und nach rechts. Wie fühlt es sich an?

7. Dann wandern Sie weiter zum Unterleib. Spüren Sie, wie Sie sich dort fühlen.

8. Nun können Sie mit Ihrer Aufmerksamkeit zu Ihrem Bauchraum wandern. Vielleicht können Sie spüren, wie sich mit dem Einatmen die Bauchdecke hebt und mit dem Ausatmen wieder senkt. Nehmen Sie sich diesen Augenblick Zeit für Ihren Bauchraum. Vielleicht können Sie merken, wie sich Ihr Bauch gerade anfühlt: eher nervös oder angenehm entspannt? Spüren Sie nach, ob Sie hier gerade Enge, Druck oder Unbehagen empfinden können oder eher Freiheit und Leichtigkeit. Sie können tief in Ihren Bauch atmen. Schicken Sie die Kraft Ihres Atems bis in dieses Zentrum Ihres Körpers und achten Sie darauf, dass Sie ganz ausatmen.

9. Und nun können Sie Ihre Wahrnehmung zum Brustraum richten. Vielleicht können Sie spüren, wie sich Ihre Brust anfühlt, wie sich Ihr Brustkorb mit dem Einatmen anhebt und weitet und wie er sich mit dem Ausatmen wieder absenkt und zusammenzieht.

10. Lenken Sie nun Ihre Aufmerksamkeit auf den Bereich Ihres Kreuzbeins und Ihres Steißbeins. Vielleicht können Sie wahrnehmen, wie Sie sich dort anfühlen.

11. Wenden Sie sich dem Bereich Ihrer Lendenwirbelsäule zu und spüren Sie auch dort in den Rücken hinein. Wie fühlt sich Ihr Rücken dort an?

12. Wandern Sie nun mit Ihrem Bewusstsein weiter den Rücken nach oben, in den Bereich der Brustwirbelsäule und der Schulterblätter. Spüren Sie auch dort hinein.

13. Gehen Sie nun mit Ihrer Wahrnehmung zum Kopf. Wie fühlt es sich im Bereich des Schädeldachs an? Wie im weiteren Kopf? Vielleicht können Sie ein wohlwollendes Lächeln dorthin senden.

14. Wandern Sie zu dem Bereich um beide Augen. Vielleicht können Sie wahrnehmen, wie Sie sich dort gerade fühlen: Vielleicht können Sie dort Anspannung wahrnehmen? Oder Entspannung? Wie fühlt sich Ihre Mundpartie an, wie der Ober- und Unterkiefer? Ist dort vielleicht Anspannung oder Entspannung?

15. Wandern Sie nun mit Ihrer Wahrnehmung in Ihre linke Schulter, den linken Oberarm, den Unterarm, die linke Hand, Ihre Finger. Wie fühlen Sie sich dort?

16. Und gehen Sie nun in Ihre rechte Schulter, den rechten Oberarm, den Unterarm, die rechte Hand, Ihre Finger.

17. Und wie Sie so Ihren Körper bewusst erleben, können Sie ihn vielleicht mit dem Gefühl der Dankbarkeit begrüßen – Ihren ältesten Freund und treuesten Gefährten, der Sie schon von Anbeginn begleitet. Und wenn Sie möchten, dann können Sie ihm nun einen Gedanken der Zuneigung und Anerkennung zukommen lassen, so, wie Sie es jedem treuen Freund entgegenbringen.

18. Nun können Sie sich darauf vorbereiten, mit den nächsten Atemzügen die Augen wieder zu öffnen. Wenn Ihnen danach ist, atmen Sie noch einmal tief durch und recken und strecken Sie sich, so wie es Ihnen guttut. Kommen Sie mit Ihrer Aufmerksamkeit zurück in den Raum, und öffnen Sie Ihre Augen. Seien Sie wieder im Hier und Jetzt, erfrischt und wach.

Am Ende der Übung können Sie sich die folgenden Fragen stellen: Wie geht es Ihnen nach der Meditation? Wie war es für Sie? Wenn Sie einen Partner haben, erzählen Sie ihm davon, wie sich die Übung für Sie angefühlt hat. Wenn Sie die Übung zusammen mit mehreren Personen durchgeführt haben, können Sie sich gemeinsam über Ihre Erlebnisse austauschen.

Oft sind es kleinste Impulse, die darüber entscheiden, welchen Weg ein Mensch in seiner Entwicklung nimmt. Meiner Erfahrung nach gilt dieser Sachverhalt auch für unser Essverhalten. Die Übung, die ich Ihnen nun zeigen möchte, ist solch ein fast schon unscheinbar klein wirkender Impuls. Doch seine Wirkung kann bahnbrechend sein.

Für viele meiner Klienten – und auch für mich selbst – hat diese Übung alles verändert. Sie gehört zu den wichtigsten Kernübungen, um die Signale des Körpers zu erkunden, die mit unserer Ernährung zusammenhängen. Je öfter Sie diese Übung durchführen, desto mehr kann sie Ihnen zu einer besseren Ernährungsweise, weniger Überessen, einem besseren Gewicht, einer schlankeren Figur und zu einer Entlastung des gesamten Organismus verhelfen.

Die Übung ist so aufgebaut, dass Sie mit ihr ideal und mit geringstem Zeitaufwand jede Mahlzeit, die Sie einnehmen, egal ob Snack oder Hauptmahlzeit, einleiten können.

Schritt für Schritt nutzen Sie hier die ersten sechs Bodyguards als Orientierungshilfe, um unmittelbar vor und während des Essens im Einklang mit der Weisheit Ihres Körpers zu essen. Stellen Sie sicher, dass Sie wirklich alle in der Übung vorkommenden sechs Bodyguards berücksichtigen. Denn wenn Sie sich zum Beispiel nur auf Ihre Lust und den Geschmack Ihrer Mahlzeit konzentrieren, kann es passieren, dass Sie sich nicht im Einklang mit den Bedürfnissen des Körpers ernähren. Erst die Kombination aller angegebenen Schritte kann Ihre Chancen auf Nahrungspassung durch Spüren bestmöglich gewährleisten.

ERNÄHRUNGSÜBUNG 1: MIT DEM ESSEN BEGINNEN

Dauer: zwei bis drei Minuten

1. Nehmen Sie vor Ihrem Essen Platz. Positionieren Sie sich so, dass Sie möglichst aufrecht und würdevoll sitzen können und genug Bewegungsfreiheit haben.

2. Ruhe: Sorgen Sie dafür, dass Sie, sobald Sie vor Ihrem Essen sitzen, in die Ruhe finden und einen Gang herunterschalten. Ein kleines Tischgebet oder eine kurze Andacht (siehe hierzu Seite 146) können hierfür manchmal eine gute Unterstützung sein.

3. Lust: Wie groß ist Ihre Lust auf das Essen, das gerade vor Ihnen steht?

4. Geruch: Riechen Sie nun an Ihrem Essen. Riechen Sie an jedem Bissen, bevor Sie ihn sich in den Mund führen. Machen Sie sich bewusst: Gerade wenn Sie unter einem Zuviel an Körperfett leiden, gibt es keinen Grund, eine Speise zu essen, auf die Sie keine Lust haben!

5. Geschmack: Wie ist die geschmackliche Qualität Ihres Essens? Lassen Sie sich Zeit, den Geschmack in Ihrem Mund genau wahrzunehmen. Machen Sie sich auch diesmal bewusst: Gerade wenn Sie unter einem Zuviel an Körperfett leiden, gibt es keinen Grund, etwas zu essen, worauf Sie keine Lust haben!

6. Mundgefühl: Wie fühlt sich Ihr Essen auf Ihrer Mundschleimhaut an? Gibt es irgendwelche Reaktionen? Angenehme oder auch unangenehme? Es gibt keinen Grund, etwas zu essen, das bei Ihnen ein unangenehmes Mundgefühl oder sogar Irritationen der Mundschleimhaut hervorruft.

7. Esstempo und Kauen: Denken Sie daran: Eat your drink and drink your food. Machen Sie sich bewusst, dass Sie als Mensch »kein Esser, sondern ein Trinker« sind (siehe Seite 182). Stellen Sie also sicher, dass Sie feste Nahrung genug kauen und einspeicheln, damit sie wirklich flüssig geschluckt und an Ihren Magen übergeben werden kann. Auch Getränke, die noch etwas anderes enthalten als nur Wasser, etwa Fruchtsäfte, sollten Schluck für Schluck gut eingespeichelt werden.

Für viele meiner Klienten war die Übung, die ich Ihnen nun zeigen möchte, ein wirklicher Augenöffner. Auch sie gehört zu den wichtigsten Kernübungen, um die Signale des Körpers rund um unser Essen zu erkunden. Mit zunehmendem Üben führt dies zu einer besseren Ernährungsweise, weniger Überessen, besserer Bekömmlichkeit, Entlastung für den Magen-Darm-Trakt und mehr Vitalität.

Indem wir uns mit dieser Übung unsere acht Ernährungsbodyguards bewusst machen, versetzen wir uns in die Lage, unsere Körpersignale und unser tatsächliches Verhalten beim Essen bewusst zu reflektieren.

Die Wirkung der Übung entfaltet sich, indem wir uns selbst Antworten auf die Fragen geben, die Sie sich im Laufe der Übung stellen. Ergänzend zu der Übung *Mit dem Essen beginnen* reflektieren wir bei *Gerade gegessen* erst im Anschluss an die Mahlzeit unser Verhalten beim Essen und die Signale, die uns der Körper darauf gibt.

Dieses besonnene Reflektieren nach dem Essen kann einen sehr großen Einfluss auf unser zukünftiges Essverhalten haben, was wissenschaftlich belegt wurde.[39] Schon viele meiner Klienten und Kursteilnehmer haben mir im Laufe der Jahre davon berichtet, dass es ihnen besonders guttat, wenn sie diese Übung über einen Zeitraum von ein bis zwei Wochen mindestens einmal täglich gemacht hatten. Wieder andere, mich selbst eingeschlossen, haben diese Übung so sehr verinnerlicht, dass für sie *Gerade gegessen* mit den Jahren zu einer festen Gewohnheit geworden ist. Je häufiger Sie die Übung durchführen, desto weniger Zeit werden Sie für sie benötigen. Manche Menschen verkürzen die Übung, indem sie sich auf die Fragen 1 bis 8 beschränken und die Einführung und den Ausklang der Übung auslassen. Auch diese Version kann sehr hilfreich sein. Bei vielen mit der Zeit geübten Anwendern der SI-Methode nimmt diese verkürzte Version gerade noch zwanzig Sekunden in Anspruch.

Sie können die Übung direkt im Anschluss an eine Mahlzeit machen. Wenn Ihnen dies zeitlich nicht möglich ist, dann können Sie sie auch noch bis zu drei Stunden, nachdem Sie eine Mahlzeit aufgenommen haben, durchführen.

ERNÄHRUNGSÜBUNG 2: GERADE GEGESSEN

Dauer: fünf bis acht Minuten

Machen Sie es sich liegend (oder sitzend) auf Ihrem Platz bequem. Achten Sie auf Ihre Körperhaltung: Kopf, Hals und Rücken in einer Linie. Sie können die Augen schließen.

Nun können Sie Ihre Wahrnehmung auf Ihren Atem richten. Atmen Sie ganz in Ihrem Tempo. Es geht nicht darum, besonders tief oder lange zu atmen, sondern darum, Ihren ganz eigenen, individuellen Atemrhythmus wahrzunehmen.

Nehmen Sie sich hierzu mindestens eine Minute Zeit.

Und nun können Sie sich die folgenden Fragen im inneren Dialog mit sich selbst beantworten. Nehmen Sie sich für jede Frage fünfzehn Sekunden Zeit, um sich selbst eine Antwort zu geben.

1. Wie gut habe ich vor dem Essen dafür gesorgt, in die Ruhe zu finden?

2. Wie groß war meine Lust auf dieses Essen?

3. Inwieweit hat mich der Geruch meines Essens gereizt oder angesprochen?

4. Wie war die geschmackliche Qualität des Essens?

5. Wie hat sich das Essen auf meiner Mundschleimhaut angefühlt? Gab es irgendwelche Reaktionen? Angenehme oder auch unangenehme?

6. Wie war mein Esstempo? War mein Esstempo eher zu langsam? Oder eher zu schnell? Oder war mein Esstempo gerade richtig?

7. Wie war meine Nahrungsmenge? War meine Nahrungsmenge eher zu klein? War meine Nahrungsmenge eher zu groß? Oder war meine Nahrungsmenge gerade richtig? Woran mache ich meine Antwort fest?

8. Wie bekommt mir mein Essen, seitdem ich es zu mir genommen habe? Wie fühlt sich mein Bauch an? Spüre ich vielleicht ein wohlig-warmes, angenehmes Gefühl in Magen und Darm? Oder vielleicht eher Druck, Unruhe, Völlegefühle, Schmerz, Blähungen oder Sodbrennen? Wie ist gerade meine Stimmung? Und könnte es sein, dass die Bekömmlichkeit und meine Stimmung damit in Verbindung stehen, was, wie viel und wann ich heute gegessen habe? Und wenn ja: Was genau hat dazu geführt?

9. Und nun können Sie mit den nächsten Atemzügen behutsam die Augen wieder öffnen und mit Ihrer Aufmerksamkeit zurück in den Raum kommen. Erfrischt und wach im Hier und Jetzt.

Ziel der folgenden Übung ist es, dass Sie sich Ihre Körpersignale und weitere Sinneseindrücke während des Essens bewusst machen. Die Herausforderung besteht darin, diese Eindrücke zu beobachten, ohne sie zu bewerten oder verändern zu wollen.

Mit den Jahren kamen mein Team, die Teilnehmer und ich in unseren Kursen immer wieder zu der Einsicht, wie gut sich diese Übung dazu eignet, Süßigkeiten und Snacks zu erkunden, von denen wir manchmal zu viel zu uns nehmen. Die Übung gibt uns die Gelegenheit, den Fokus einmal viel intensiver und länger auf den Geruch, den Geschmack und das Mundgefühl solcher Snacks zu legen, als wir dies im Alltag tun würden. Dies ist insbesondere deshalb so wichtig, da gerade diese Produkte häufig so hergestellt sind, dass sie, wenn wir nicht achtsam und sehr bewusst mit ihnen umgehen, in großen Mengen im Magen landen.

Vielen Menschen ist erst mithilfe dieser Übung so richtig bewusst geworden, wie häufig die verschiedensten Eindrücke (Emotionen, glitzernde Oberflächen, Rascheln von Verpackungen, aber auch Fantasievorstellungen), die wir aus Werbebildern übernommen haben, auf unser Essverhalten einwirken und uns von den Signalen ablenken, die uns der Körper sendet.

Um die Übung durchführen zu können, brauchen Sie eine kleine Portion eines festen Nahrungsmittels. Etwa eine Praline, ein Stück Schokoriegel, ein Kaubonbon oder, falls Sie lieber rein natürliche Nahrung nehmen möchten, auch eine Rosine.

Es kann höchst aufschlussreich sein, diese Übung wiederholt mit ein und demselben Nahrungsmittel zu machen. Es spricht jedoch auch nichts dagegen, jedes Mal zu einem anderen Nahrungsmittel zu greifen. Auf diese Weise können Sie Ihr Wahrnehmungsspektrum mit der Zeit auf beträchtliche Weise schulen.

Die Übung selbst besteht aus neun Schritten. Um auch wirklich die jeweiligen Sinneskanäle zu öffnen, geben Sie sich selbst für jeden einzelnen dieser Schritte wenigstens eine halbe Minute Zeit.

Nehmen Sie nun eine für sich bequeme Position ein.

ERNÄHRUNGSÜBUNG 3: EINE ESSMEDITATION

Dauer: fünf bis zehn Minuten

1. Anschauen im verpackten Zustand: Falls Ihr Nahrungsmittel keine Verpackung hat, können Sie direkt zu Schritt 2 übergehen. Für den Fall, dass es noch verpackt ist, etwa bei einem Bonbon oder einem Schokoriegel, nehmen Sie es nun in die Hand. Stellen Sie sich vor, Sie hätten so etwas noch nie zuvor gesehen. Vielleicht so, als ob Sie von einem fremden Planeten kämen und diese Art von Nahrung noch nie zuvor gesehen hätten. Begegnen Sie ihr mit Neugier und mit Erkundungslust, und betrachten Sie sie aus mehreren Perspektiven. Nehmen Sie sich hierfür mindestens dreißig Sekunden lang Zeit. Um zum zweiten Schritt zu kommen, packen Sie das Nahrungsmittel nun aus.

2. Anschauen im unverpackten Zustand: Nehmen Sie nun das Nahrungsmittel zwischen Zeigefinger und Daumen. Betrachten Sie es so, als ob Sie etwas Derartiges gerade zum allerersten Mal sehen. Erkunden Sie es mit ein wenig Abstand und aus nächster Nähe. Betrachten Sie es auch von möglichst vielen Seiten: von oben, unten, vorn vorne, links und rechts. Welche Farbe hat es?

Wie ist seine Oberfläche beschaffen? Nehmen Sie sich auch für diesen Schritt mindestens dreißig Sekunden lang Zeit.

3. Berühren: Fangen Sie nun damit an, die Beschaffenheit Ihres Nahrungsmittels mit Ihren Fingerspitzen zu erkunden. Sie könnten dabei auch unterschiedlich Druck darauf ausüben, damit Sie seine Konsistenz genauer wahrnehmen können. Wenn Sie möchten, dann können Sie dazu nun auch die Augen schließen. Auch hierfür können Sie sich mindestens dreißig Sekunden lang Zeit nehmen.

4. Riechen: Nun können Sie das Nahrungsmittel unmittelbar unter Ihre Nase halten. Wie ist der Geruch? Nehmen Sie sich nun die Zeit, sich den Geruch dieser Speise ausgiebig bewusst zu machen. Sie können auch darauf achten, was gerade in Ihrem Mund und in Ihrem Magen vorgeht. Vielleicht kommen auch Erinnerungen auf, die Sie mit diesem Geruch verbinden. Auch für das ausgiebige Beriechen Ihres Nahrungsmittels können Sie sich dreißig Sekunden Zeit nehmen.

5. Geschmack und Mundgefühl: Nun können Sie Ihr Nahrungsmittel langsam zum Mund führen, jedoch ohne es in den Mund zu nehmen. Berühren Sie das Nahrungsmittel mit der Zunge. Wie schmeckt es? Können Sie irgendwelche Reaktionen an sich wahrnehmen? Nehmen Sie sich für diesen Schritt dreißig Sekunden Zeit. Vielleicht halten Sie noch einmal kurz inne, dann können Sie es ganz behutsam in den Mund nehmen. Achten Sie darauf, dass Sie noch nicht draufbeißen. Erkunden Sie Ihr Nahrungsmittel jetzt, indem Sie Zunge, Gaumen und die Wangeninnenseiten an verschiedenen Bereichen mit dem Nahrungsmittel berühren und darauf achten, was Sie empfinden und schmecken können.

6. Mundgefühl und Geschmack beim Kauen: Jetzt können Sie sich bereit machen, Ihr Nahrungsmittel zu kauen. Beißen Sie ganz bewusst zu. Nehmen Sie alle Sinneseindrücke wahr, die sich Ihnen bieten. Kauen Sie und spüren Sie nach. Langsam und bewusst, jedoch ohne dass Sie die Nahrung schlucken. Achten Sie auch diesmal auf den Geschmack, auf die Konsistenz und das Mundgefühl. Hat sich etwas verändert? Was können Sie nun wahrnehmen?

7. Schlucken: Machen Sie sich bereit, Ihr Nahrungsmittel jetzt hinunterzuschlucken. Und versuchen Sie wahrzunehmen, wie Sie nun die Absicht, gleich zu schlucken, empfinden.

Versuchen Sie erst danach, Ihre Nahrung tatsächlich zu schlucken. Und dann können Sie versuchen zu erspüren, wie Ihr Nahrungsmittel vorbei am Rachen durch die Speiseröhre in Richtung Magen gelangt.

8. Nachspüren: Nehmen Sie sich nun eine Minute Zeit, dem Geschmack Ihres Nahrungsmittels bewusst nachzuspüren. Hat sich das Mundgefühl verändert? Wenn ja: Wie fühlt es sich jetzt an? Wie fühlt sich die Schleimhaut in Mund und Rachen an? Können Sie Veränderungen wahrnehmen? Bleiben Sie noch mindestens dreißig Sekunden lang mit Ihrer Aufmerksamkeit in der Mundregion.

9. Abschluss der Übung: Wenn Sie möchten, können Sie sich nun auf einem Blatt Papier bis zu zehn verschiedene Qualitäten, Gefühle oder Körpersignale notieren, die Sie während dieser Übung in Erfahrung bringen konnten – zum Beispiel »angenehm«, »unangenehm«, »momentan passend« oder auch »unpassend«, »süß«, »fest«, »künstlich«, »wohlig« oder auch: »Das Wasser lief mir im Mund zusammen.«

Vielleicht möchten Sie diese Übung beim nächsten Mal zusammen mit einem Partner machen. So könnten Sie sich hinterher über Ihre Eindrücke austauschen.

Für die nächste Übung brauchen Sie etwas zu trinken. Und zwar am besten in einem Glas oder in einer Tasse. Es ist wichtig, dass Sie sehen können, was Sie trinken, weshalb Sie auf ein Dosengetränk verzichten sollten. Wählen Sie Wasser, Tee, Kaffee, Fruchtsaft oder vielleicht auch eine Limonade – wie Sie möchten.

Wenn wir uns ein Getränk eher unbesonnen *einflößen*, statt es achtsam zu trinken, dann werden wir es nur sehr begrenzt wahrnehmen, und die Signale, die uns der Körper zu dem Getränk sendet, gehen in der Unachtsamkeit unter.

So passiert es leicht, dass wir »über unseren Durst« hinaus trinken. Vielen Menschen, die sich zuvor wider besseres Wissen ihr Zuviel an Limonade nicht abgewöhnen konnten, gelang dies mithilfe dieser Übung.

Servieren Sie sich also ein Getränk Ihrer Wahl, und schon können Sie mit der Meditation beginnen.

ERNÄHRUNGSÜBUNG 4: BEWUSST TRINKEN

Dauer: fünf bis zehn Minuten

1. Betrachten Sie Ihr Getränk! Betrachten Sie Ihr Getränk mit all Ihrer Aufmerksamkeit. Erkunden Sie es von möglichst vielen Seiten. Wie ist seine Farbe? Wie ist der Lichteinfall? Welche Konsistenz lässt es erahnen? Nehmen Sie sich hierfür mindestens dreißig Sekunden Zeit.

2. Riechen Sie an Ihrem Getränk! Halten Sie Ihr Getränk direkt unter Ihre Nase und erkunden Sie jetzt seinen Geruch. Vielleicht können Sie Reaktionen auf diesen Geruch an sich selbst bemerken: vielleicht in Ihrem Mund oder im Magen. Vielleicht können Sie wahrnehmen, ob das Getränk für Sie gerade angenehm riecht oder nicht. Vielleicht werden Ihnen auch Erinnerungen oder Emotionen bewusst. Auch für diesen Schritt können Sie sich dreißig Sekunden Zeit nehmen.

3. Nehmen Sie das Getränk in den Mund! Führen Sie nun Ihr Getränk langsam zu den Lippen. Halten Sie noch einmal kurz inne – und ohne es zu schlucken nehmen Sie dann eine angenehme kleine Menge behutsam auf. Dann können Sie sich fragen, wie und ob es Ihnen schmeckt oder ob Sie die Konsistenz Ihres Getränks wahrnehmen können.

4. Achten Sie auf Ihr Mundgefühl! Nehmen Sie nun alle Sinneseindrücke wahr, die sich Ihrem Mund jetzt bieten. Lassen Sie Ihr Getränk noch für ein paar Sekunden im Mund, ohne dass Sie es schlucken. Hat sich etwas verändert? Was können Sie wahrnehmen? Können Sie eine Reaktion an Ihrer Mundschleimhaut wahrnehmen? Auch für diesen Schritt können Sie sich dreißig Sekunden Zeit nehmen.

5. Nehmen Sie einen Schluck! Vielleicht können Sie wahrnehmen, wie es aus dem Mundraum am Rachen vorbei die Speiseröhre passiert und im Magen ankommt.

6. Spüren Sie nach! Gestatten Sie sich nun, Ihrem Getränk für weitere dreißig Sekunden nachzuspüren. Wie fühlen Sie sich gerade? Wie fühlt sich gerade Ihr Mund an? Wie der Rachenbereich? Wie die Speiseröhre? Wie fühlt sich jetzt gerade Ihr Bauch an? Bekommt Ihnen Ihr Getränk? Wie ist gerade Ihre Stimmung? Könnte es sein, dass Ihre momentane Stimmung etwas damit zu tun hat, was und auf welche Weise Sie gerade getrunken haben? Wie bewerten Sie das Getränk, dass Sie sich ausgesucht haben, jetzt? Ist es passend zu Ihnen? Bekömmlich? Gestatten Sie sich, noch einen Moment nachzuspüren.

Auch wenn diese Meditation hier ihr eigentliches Ende hat, können Sie, wenn Sie mögen, auch in den kommenden Minuten immer wieder einmal in sich hineinspüren und erfühlen, wie es Ihnen mit Ihrem Getränk in Ihrem Körper gerade geht.

DER WEG DES WANDELS – WIE MIT FEHLTRITTEN UMGEHEN?

Kennen Sie das? Obwohl Sie wissen, dass ein bestimmtes Nahrungsmittel nicht gut für Sie ist, müssen Sie es immer wieder in viel zu großen Mengen essen? Zum Beispiel viel zu große Mengen an Schokolade, an Bonbons oder anderen Süßigkeiten.

Die Vernunft sagt uns zwar klar, dass dieses Verhalten alles andere als günstig ist – und dennoch kommen wir einfach nicht davon los. Oft erwächst aus solchen sich regelmäßig wiederholenden Entgleisungen ein Teufelskreis aus schlechtem Gewissen und Frustration, vor allem dann, wenn Gewichts- und Gesundheitsprobleme sich hinzugesellen. So sehr sich die Betroffenen auch anstrengen, finden viele von ihnen keinen dauerhaften Ausweg aus diesem Karussell.

Für genau solche Situationen möchte ich Ihnen nun eine besondere Technik zeigen, mit der schon viele Menschen sehr gute Erfahrungen gemacht haben. Ich nenne diese Technik »den Weg des Wandels«. Viele Menschen, die Erfolg auf diesem Weg hatten und sich mit ihrer Hilfe von zum Teil jahrzehntelangen Ernährungsproblemen befreien konnten, beschreiben sie als einfach, leicht zu erlernen und zugleich als sehr wirkungsvoll.

Doch bevor wir uns dem Erlernen dieser Technik zuwenden, ist es sehr wichtig zu verstehen, weshalb bei solchen Essorgien unsere guten Vorsätze oft nicht funktionieren und manchmal sogar zum Gegenteil führen.

WESHALB GUTE VORSÄTZE BEIM ESSEN OFT ERFOLGLOS SIND

Viele Menschen, die ihre Ernährungsweise auf Dauer verbessern möchten, meinen, es würde genügen, sich einfach vorzunehmen, bestimmte Nahrungsmittel nicht mehr zu essen, und schon sei das Problem gelöst. Leider jedoch katapultieren uns solche guten Vorsätze oft sogar ins genaue Gegenteil, nämlich in unser altes, angestammtes Essverhalten zurück. Dies ist einer der wichtigsten Gründe, weshalb immer mehr Menschen in unserer Gesellschaft unter Ernährungs- und Gewichtsproblemen leiden.

Doch warum ist das so? Sich – oder etwas an sich – zu ändern, so haben es die meisten von uns früh gelernt, »muss sein«. »Man soll«, »man muss« und »man will«. Dementsprechend laufen viele von uns voller Vorsätze durch ihr Leben: Sie wollen sich dieses und jenes abgewöhnen, anders aussehen, sich besser verhalten oder ein neuer Mensch werden.

Sicher gibt es auch Menschen, denen es gelingt, ihre Vorsätze dauerhaft umzusetzen. Doch wie vielen gelingt es nicht? Eine beeindruckende Entdeckung hierzu machte der Arzt und Psychotherapeut Fritz Perls. Er stellte hierzu fest: »Sobald man sagt: ›Ich möchte mich ändern‹, wird bei vielen von uns eine Gegenkraft erzeugt, die uns dann von der ersehnten Veränderung abhält.«[40]

Diese Gegenkraft, fand Perls heraus, zeigt sich – häufig ohne dass es uns bewusst wird – in Form von Katastrophenfantasien: So will man sich vielleicht einen zu hohen Schokoladenkonsum abgewöhnen. Doch gerade wegen dieses Vorsatzes entwickelt man dann gedanklich ein Horrorszenario, das zum Beispiel so aussieht: In dem Moment, in dem man auf die heiß geliebte Schokolade verzichtet, taucht vor dem inneren Auge die Angst auf, dass das Leben von nun an schrecklich, freud- und trostlos sein wird.

WIRKLICHER WANDEL DURCH TIEFES GEWAHRWERDEN

Doch wie ist dann überhaupt Veränderung möglich? Auch hierauf fand Perls eine Antwort, die uns im ersten Moment verblüffen mag: »Änderungen finden von selbst statt. Wenn man tiefer in sich hineingeht. Indem man annimmt, was da vorhanden ist, kommt der Wandel von selbst.« Meine Erfahrungen als Therapeut und Trainer wie auch jene, die ich selbst am eigenen Leib machen durfte, konnten diese Sicht schon oft bestätigen.

Wirklich nachhaltigen, dauerhaften Erfolg erreichen viele erst, wenn sie beginnen, ihre Vorsätze loszulassen und sich erst einmal so zu akzeptieren, wie sie sind. Und wenn sie anschließend ihren Fokus auf ihre acht Bodyguards richten und lernen, in sich hineinszuspüren und auf die Signale, die ihnen ihr Körper gibt, zu achten.

Wir müssen uns hierzu keineswegs von Süßem, Fettigem oder anderem Ungesunden verabschieden – sofern es nicht aus gesundheitlichen Gründen akut gefährdend ist. Spüren Sie lediglich besonnen in sich hinein, wenn Sie einmal Lust auf etwas Bestimmtes haben. Und dann essen Sie es! Doch sollten Sie dies nicht besinnungslos tun, sondern – und das ist sehr wichtig – im selben Moment ganz bewusst Ihre acht Ernährungsbodyguards aktivieren!

ÜBUNG: »DER WEG DES WANDELS«

1. Wenn Sie einen Ernährungsfehltritt gemacht haben und bemerken, dass das Essen Ihnen nicht gut bekommt, machen Sie sich bewusst, dass weder die Selbstverurteilung noch der Vorsatz, so etwas nie wieder zu essen, Sie jetzt weiterbringt.

2. Stattdessen richten Sie gezielt Ihre Wahrnehmung auf die Anzeichen der schlechten Bekömmlichkeit, die Sie gerade

an sich spüren können. Zum Beispiel: Wie fühlt es sich körperlich an, wenn Ihnen die Tafel Schokolade, die Schweinshaxe, das Zuviel an Cola oder die halbe Packung Bonbons gerade schlecht bekommt? Vielleicht können Sie leichte Magenschmerzen wahrnehmen, vielleicht einen Blähbauch, vielleicht Sodbrennen, einen unruhigen Magen oder irgendein anderes unangenehmes Gefühl, das Ihnen anzeigt, dass Ihr Essen gerade nicht das passende für Sie war.

3. Lassen Sie sich nun so besonnen wie nur möglich auf dieses unangenehme Gefühl der schlechten Bekömmlichkeit ein. Und dann lassen Sie es in Ihrer Wahrnehmung größer werden, bis es Ihre Aufmerksamkeit in diesem Moment voll ausfüllt. So, als würden Sie sich an diese Empfindung immer näher »heranzoomen«. Ich nenne diesen Trick die »Vergrößerungstechnik«. Die bewusste und fokussierte Beschäftigung mit dem Unwohlsein hilft dabei, seltener zu einer Nahrung zu greifen, die uns nicht guttut.

4. Nehmen Sie sich nun mindestens eine halbe Minute Zeit und lenken Sie Ihre volle Aufmerksamkeit auf die schlechte Bekömmlichkeit, die Sie gerade an sich wahrnehmen können. Lassen Sie sich voll darauf ein, wie sie sich anfühlt. Und bleiben Sie bei genau dieser Wahrnehmung. Sollten Sie bemerken, dass Sie mit Ihrer Aufmerksamkeit von dem Geschehen der schlechten Bekömmlichkeit abschweifen, können Sie wieder zu ihr zurückfinden. Spüren Sie so neugierig, aufmerksam und so genau wie nur möglich in dieses Gefühl der schlechten Bekömmlichkeit hinein und stellen Sie sich ihm voll und wahrhaftig. Wie fühlt es sich an? Schenken Sie der schlechten Bekömmlichkeit Ihre volle Wahrnehmungskraft.

5. Nachdem Sie dem Gefühl der schlechten Bekömmlichkeit lange genug, mindestens eine halbe Minute, Ihre volle

Aufmerksamkeit geschenkt haben, können Sie die Übung abschließen und mit Ihrer Aufmerksamkeit wieder in Ihren gewohnten Zustand zurückkehren.

6. Nun zur Erklärung des Effekts der Übung: Was wir in Gang setzen, wenn wir unsere Wahrnehmung voll auf die gerade spürbare schlechte Bekömmlichkeit richten, heißt in der Psychologie *Paradoxon der Veränderung*: Wenn wir auf Selbstvorwürfe und falsche Vorsätze (»Nie wieder!«) verzichten, kann die Verhaltensänderung »wie von selbst« ihren Lauf nehmen. Und zwar eben nicht durch einen Vorsatz, sondern aus einer tief gespürten körperlichen Wahrnehmung heraus.

ERFOLG BRAUCHT MANCHMAL GEDULD UND BEHARRLICHKEIT

Bis die Ernährungsfehltritte ihr Ende finden, benötigen wir, falls wir achtsam auf unsere Körpersignale lauschen, nicht viel Zeit. Viel länger dauert es, wenn wir den Weg der Diätvorgaben, der Selbstvorwürfe und falschen Vorsätze gehen.

An diesem Punkt wird klar, dass eine nachhaltige Verbesserung des Ernährungsverhaltens nicht auf Knopfdruck geschehen kann. Wir sollten uns selbst Zeit für die Veränderung geben und bereit sein, unsere Übungen zu wiederholen.

Die Übung *Der Weg des Wandels* ist intensiv und dauert ihre Zeit, weil sie zu einer gründlichen Körperwahrnehmung motiviert. Ich selbst musste die Übung gut und gerne zwanzig Mal wiederholen, bis ich mich nicht mehr mit Unmengen an Gummibärchen überaß. Bevor ich diese Übung kennenlernte, hatte ich, obwohl ich damals bereits studierter Ernährungsberater war, über Jahrzehnte hinweg kein wirksames Mittel, um mich wirksam vor Essorgien dieser Art zu schützen.

DIE INNERE DIMENSION – ANDERS MIT SICH SELBST UMGEHEN

Nicht nur *was* wir tun, spielt im Leben eine Rolle, sondern auch *wie* wir es tun und wie wir dabei mit uns selbst umgehen.

Egal, was wir tun: Es ist immer auch unsere innere Haltung, die entscheidet, ob wir innerlich in unserer Entwicklung stehen bleiben, ob wir uns zurückentwickeln oder aber ob wir uns positiv weiterentwickeln.

Unsere innere Haltung spielt für unsere erfolgreiche Ernährungsumstellung eine entscheidende Rolle. Hand aufs Herz: Welche Haltung nehmen Sie ein? Wie gehen Sie mit sich um? Welche unausgesprochenen Denkweisen bestimmen Ihr Handeln? Wie gut können Sie sich selbst führen?

NICHT NUR *WAS* WIR ESSEN, AUCH *WIE* WIR ESSEN, IST ENTSCHEIDEND

Nehmen wir zum Beispiel an, Sie hätten etwas gegessen und merken nun, dass dieses Essen definitiv das falsche war und Ihnen überhaupt nicht gut bekommt. Wie reagieren Sie darauf? Neigen Sie in einer solchen Situation dazu, sich selbst zu verurteilen, sich zu ärgern und in eine Weltuntergangsstimmung auszubrechen? Oder gelingt es Ihnen auch in solch einer enttäuschenden Situation, die Balance zu bewahren und innerlich in Würde, in Ruhe und in Selbstachtung zu verweilen?

Für eine Orientierung darüber, welche inneren Einstellungen uns weiterbringen und uns die Fähigkeit verleihen, Herausforderungen positiv zu begegnen, finden Sie in diesem Kapitel einige grundlegende Gedanken für den Umgang mit sich selbst. Viele Menschen, mit denen ich zusammenarbeiten durfte, haben mir rückgemeldet, dass ihnen diese Gedanken gut dabei geholfen haben, einen sorgsameren, positiveren Zugang zu dem Menschen zu finden, mit dem es besser ist, im Reinen zu sein: sich selbst.

Je öfter Sie ein bestimmtes Verhalten einüben, desto leichter kann es für Sie zur Gewohnheit werden. Das gilt auch für das Gewahrwerden der Weisheit des Körpers beim Essen.

Je öfter Sie sich den Fakt, dass Sie über Somatische Intelligenz verfügen, bewusst machen, desto mehr kann er Ihren Alltag prägen. Je häufiger Sie sich die acht Ernährungsbodyguards in den Sinn rufen, desto mehr werden sie in den Fokus Ihrer Wahrnehmung rücken. Und mit jeder SI-Übung, die Sie durchführen, werden Sie merken, wie sich Stück für Stück Ihr Essverhalten hin zu mehr Passung wandeln darf. Steter Tropfen höhlt den Stein.

So können Sie entweder durch beliebiges, freies Lesen in diesem Buch und Durchführen der Übungen oder auch mithilfe des Acht-Tage-Trainings (ab Seite 241) Stück für Stück das Hören auf Ihre Körperintelligenz zu einer ganz natürlichen Gewohnheit werden lassen. Probieren Sie es! Erleben Sie, was mithilfe dieser Kombination aus Wissen und praktischen Übungen alles möglich ist. Und vertrauen Sie dem, was Sie dabei erleben.

LASSEN SIE DEN WEG, DEN SIE GEHEN, ZU IHREM ZIEL WERDEN

Was ich seit Jahrzehnten immer wieder beobachten kann, ob nun im Beruf, beim Sport, beim Meditieren oder in irgendeinem anderen Bereich des Lebens: Oftmals beginnen wir zunächst mit einer Tätigkeit, weil wir damit ein bestimmtes Ziel erreichen möchten. Etwa um Geld zu verdienen, an Ansehen zu gewinnen, Gewicht zu reduzieren oder unser Aussehen zu verbessern. Mit der Zeit geschieht auf diesem Weg dann jedoch oft etwas wirklich Bemerkenswertes: Wir spüren, wie gut es uns tut, regelmäßig und in einem guten Maß dieser Tätigkeit nachzugehen – und wir vergessen darüber unser ursprüngliches Ziel, weil wir in der Tätigkeit aufgehen.

Dann geht es nicht mehr allein um das angestrebte Ziel, sondern um die Lust, die wir auf unserem Weg zum Ziel empfinden. Auch beim SI-Training kann, neben der Absicht, dadurch abzunehmen, gesünder zu werden oder in die Balance zu kommen, das reine Üben zu einem sehr beglückenden Gefühl werden, und die Übungen werden leicht zu einem Selbstläufer. Und schon ist der Weg zum Ziel geworden.

LASSEN SIE ACHTSAMKEIT BEIM ESSEN ZU IHRER GEWOHNHEIT WERDEN

Gewohnheiten bestimmen unser Leben. Ob wir wollen oder nicht. Manche Gewohnheiten erleichtern uns den Alltag, manche können lästig sein oder uns sogar schaden.

Essen ist Gewohnheitssache. Einer der wichtigsten Gründe, weshalb Menschen in einen Zustand von dauerhafter Fehlernährung geraten, liegt darin, dass sie sich angewöhnt haben, nicht achtsam genug für die Signale des Körpers zu sein.

Tatsache ist: Sobald wir unachtsam essen, laufen wir Gefahr …

- ◇ uns darin zu trainieren, die Signale unseres Körpers zu missachten,
- ◇ nicht darauf zu achten, ob uns das, was wir gerade essen, geruchlich, geschmacklich und vom Mundgefühl her wirklich zusagt,

- so schnell zu essen, dass wir zu viel essen und der Körper überfordert wird,
- nicht auf die Bekömmlichkeit der Nahrung zu achten,
- Essen als Ersatzbefriedigung für emotionale Probleme zu nutzen.

Wenn wir zu viel, zu einer ungünstigen Zeit oder etwas Unbekömmliches essen, sagt unser Körper zwar nicht wörtlich »Stopp!« zu uns, dennoch meldet er sich. In seiner eigenen, zunächst vielleicht unscheinbar leisen, für manche anfangs kaum merklichen, subtilen Sprache. Je besser wir jedoch ein Gespür dafür entwickeln, desto klarer und verständlicher werden diese Botschaften.

WIR BRAUCHEN NICHT IMMER ACHTSAM ZU SEIN

Falls Ihnen, während Sie dieses Buch lesen, auffällt, dass Sie bislang zu den Menschen gehören, die – gegen meine Empfehlung – oft unachtsam essen, macht es zuallererst einmal Sinn, gelassen zu bleiben. In Selbstverurteilung oder Panik zu verfallen wäre nicht hilfreich.

Die Unachtsamkeit gegenüber den Signalen des Körpers ist in unserer Zeit weitverbreitet. Viele Menschen lesen beim Essen die Zeitung, surfen im Internet, sehen fern oder arbeiten sogar mit Hochdruck, während sie sich gerade noch schnell ein Stück Kuchen, einen Kaffee, Süßigkeiten oder etwas anderes einverleiben.

Sollten Sie sich jedoch in Zukunft gegen ein solches Multitasking und zu mehr Achtsamkeit rund um Ihr Essen entscheiden, so wird dies eine ganze Reihe günstiger Auswirkungen haben: weniger Stress, mehr Ausgeglichenheit, eine bessere Bekömmlichkeit dessen, was Sie essen, und insgesamt eine vorteilhaftere Ernährungssituation.

Wir können nicht immer achtsam für die Botschaften des Körpers sein. Es wird immer Momente, manchmal vielleicht sogar längere Zeiträume geben, in denen wir abschweifen. Doch wir können immer wieder in die Ruhe und in die Achtsamkeit zurückfinden. Je öfter Sie sich die acht Bodyguards ins Bewusstsein rufen und die SI-Übungen trainieren, desto mehr wird es Ihnen zu einer Gewohnheit werden, im Einklang mit den wirklichen Bedürfnissen Ihres Körpers zu essen.

SELBST-BEWUSSTSEIN ENTWICKELN

Manchmal verwechseln wir Selbstbewusstsein mit *Durchsetzungsvermögen, Rücksichtslosigkeit* oder *Arroganz.* Tatsächlich beschreibt in unserer sehr genauen deutschen Sprache das Wort Selbstbewusstsein jedoch etwas völlig anderes, nämlich die Fähigkeit, sich seiner selbst bewusst zu sein, sich also reflektieren zu können und dabei ehrlich und aufrichtig zu sein.

Je einfühlsamer Sie mithilfe der acht Bodyguards und der SI-Übungen die Bedürfnisse Ihres Körpers verstehen, desto besser kann sich Selbstbewusstsein entwickeln. Auch wenn es uns vielleicht im ersten Moment banal erscheinen mag: Selbstbewusstsein ist die zentrale Voraussetzung, um bewusst zu genießen, bewusst zu entscheiden und sich bewusst Gutes zu tun.

Wenn Selbstbewusstsein wachsen darf, kann Selbstsicherheit gedeihen, und wir können auch mit Unsicherheit und Fehltritten konstruktiver umgehen. Eine zuversichtliche Lebenshaltung kann Wurzeln schlagen, und individuelle Talente dürfen sich entfalten. Auch in anderen Bereichen unseres Lebens kann uns das Selbstbewusstsein, das dem Üben der SI-Methode entspringt, ein hilfreicher Begleiter sein.

WIR DÜRFEN DANKBAR SEIN!

Abgelenkt von den Anforderungen des Lebens und des Alltags, nehmen wir die Verhältnisse, in denen wir in Mitteleuropa leben, als Selbstverständlichkeit hin. Dem ist jedoch mitnichten so. Auch wenn wir des Öfteren den Blick dafür verlieren, sind die Ressourcen, Chancen und Möglichkeiten, die uns das Leben heute bietet, in der bisherigen Geschichte der Menschheit absolut einzigartig. Wir können unsere Persönlichkeit entfalten. Unser wirtschaftlicher und technischer Stand ist beachtlich. Wir haben die Möglichkeit, uns gut zu ernähren.

Wenn wir in ein Gefühl der Dankbarkeit kommen, löst das biologisch gesehen Ruhe und Entspannung aus, körperlich wie mental. Im Körper werden weniger Stresshormone und mehr Stoffe gebildet, die unser Wohlbefinden, unser Immunsystem und unsere Gesundheit günstig beeinflussen. Dankbarkeit ist einer der Grundsteine für eine positive innere Haltung. Wir dürfen uns also ruhig in Dankbarkeit üben. Es gibt allen Grund dafür.

WENIGER WERTEN, MEHR NEUE WEGE GEHEN

Wir leben in einer Bewertungskultur. Wir haben uns angewöhnt, andere Menschen, Dinge oder Situationen möglichst schnell zu bewerten. Dem, was uns begegnet, und auch uns selbst zuerst einmal urteilsfrei zu begegnen fällt vielen von uns sehr schwer. Wir tendieren dazu, bestimmte Standpunkte einzunehmen, Meinungen zu vertreten, abzulehnen oder anzufechten. Wir können jedoch diese ausgetretenen Pfade, diese Automatismen der blitzschnellen Aburteilung auch verlassen, um neue Wege zu gehen.

Die SI-Übungen in diesem Buch können uns dabei unterstützen: Anstatt unser Essen von vornherein in »gut« und

»schlecht« zu kategorisieren, laden sie uns dazu ein, die Reaktionen unseres Körpers auf das Essen zu beobachten. Dabei geht es in erster Linie nicht um das Bewerten, nicht darum, was ein Experte zur Essenswahl sagen würde, sondern um das Wahrnehmen der eigenen Verträglichkeit. Nehmen Sie nur wahr! Sich selbst! Lauschen Sie der Botschaft, die Sie sich selbst übermitteln. Ohne das Wahrgenommene vorschnell zu werten. Ohne sich zu ärgern, wenn etwas nicht passt. Ohne Ihr Aussehen zu bewerten oder sich nach etwas schlecht Bekömmlichem über Ihre angebliche Charakterschwäche oder Ihren sogenannten »inneren Schweinehund« zu ärgern.

Dann werden Sie merken, dass es einen entscheidenden Vorteil hat, weniger zu bewerten: Je weniger Sie werten, desto mehr Platz wird fürs Erleben entstehen.

So wie wir alle über eine Somatische Intelligenz verfügen, haben wir alle einen offenen, weiten Geist. Manchmal hat er sich nur ein wenig verengt. Unvoreingenommen zu betrachten, was es während des Übens an uns zu entdecken gibt, kann uns helfen, diesen Geist wiederzufinden.

OFFEN BLEIBEN FÜR NEUES

Sicher fällt es uns in vielen Lebenslagen zuerst einmal leichter, uns von unseren Angewohnheiten leiten zu lassen: im Umgang mit uns selbst, in den Beziehungen, die wir führen, und nicht zuletzt auch beim Essen. Doch was geschieht, wenn es sich dabei um solche Angewohnheiten handelt, die uns nicht guttun?

Wenn es grundlegend an der Bereitschaft mangelt, Neues kennenzulernen, es zu erkunden und, falls es sich als nützlich erweist, zu übernehmen, kann das Leben auf Dauer zunehmend schwieriger werden. Besonders wenn es um die Gesundheit geht.

Denn im Lauf der Zeit verändern sich die Bedürfnisse des Körpers. Das gilt für unsere Bedürfnisse im Lauf des Tages und zugleich auch für die im Lauf der Jahre. Keiner von uns ist heute noch derselbe Mensch mit denselben Bedürfnissen wie vor fünf Jahren. Und da der Körper sich vollkommen natürlich wandelt, können sich auch unsere Ernährungsbedürfnisse wandeln. Der Körper zeigt dies oft an. Wir müssen nur hinhören.

Unser gewohntes Essverhalten darf also immer wieder hinterfragt und um neue Eindrücke bereichert werden. Sonst erstarren alte Gewohnheiten allzu leicht zum Dogma. Leben ist Bewegung und Veränderung. In ihr liegt die vitale Kraft. Nicht umsonst sagt der Volksmund: »Leg nicht zu viel fest, sonst bewegt sich nichts mehr!«

ESSEN IM HIER UND JETZT

Wir telefonieren und suchen dabei etwas im Internet. Wir essen, lesen und sehen dabei gleichzeitig fern. Wir fahren Auto, hören dabei Radio und knabbern. Wir arbeiten am Computer unter Zeitdruck und trinken Kaffee in Massen, während wir – fast schon schlafwandlerisch – eine Schachtel Pralinen essen. Die Angewohnheit zu essen, während wir gleichzeitig mit unserer Aufmerksamkeit bei etwas anderem sind, ist keine gute Voraussetzung für achtsames Essen.

Wir erhöhen die Außenreizdichte, und diese richtet unsere Sinne vermehrt auf die Außenwelt. Dadurch steigt das Risiko, die innere Stimme, die eigenen Gefühle und auch die Signale unseres Körpers nur noch vermindert oder sogar überhaupt nicht mehr wahrzunehmen.

Wenn wir uns hingegen bewusst nur einer Sache hingeben, sieht das so aus: Wenn ich mit jemandem spreche, bin ich voll da. Und: Wenn ich esse, dann esse ich nur.

Aus der Forschung wissen wir mittlerweile, dass Zerstreuung, Multitasking und Unachtsamkeit über kurz oder lang dazu führen, dass Menschen unruhig und unzufrieden werden. Hingabe, Konzentration auf nur eine Sache bedeuten dagegen nicht nur mehr Präsenz und weniger Stress, sondern auch mehr Selbstsicherheit und Zufriedenheit.

WACHHEIT UND REGENERATIONSFÄHIGKEIT SICHERSTELLEN

Wer nicht gut regeneriert, zu wenig geschlafen hat oder überlastet ist, der wird nicht achtsam sein können, weder für die Signale seines Körpers noch für seine positive Entwicklung in anderen Lebensbereichen. Auch das Risiko für eine Reihe von Erkrankungen und gesundheitlichen Problemen steigt.

Sorgen Sie deshalb für ausreichende Ruhe- und Erholungsphasen, und vermeiden Sie dauerhafte Überlastungsaktionen: emotional, geistig und körperlich, privat wie beruflich.

Die bestmögliche Ernährung wird uns wenig bringen, wenn wir nicht genug Schlaf haben. Auch wenn die Funktionen und die Wirkung des Schlafs erst teilweise erforscht wurden: Menschen müssen schlafen, um zu überleben. Schlaf ist nicht nur maßgeblich wichtig für die geistige Erholung und für die psychische Verfassung, sondern beeinflusst auch unsere Gene und alle Organe. Schlafmangel schwächt das Immunsystem und fördert Stressreaktionen, Entzündungsprozesse und Übergewicht.

Zugleich verhält es sich mit dem Schlaf wie mit den Ernährungsbedürfnissen: Wie viel Schlaf wir brauchen, ist individuell unterschiedlich. In den meisten Fällen variiert das Schlafbedürfnis bei Erwachsenen zwischen sechs und zehn Stunden pro Tag. Manche Schlafforscher gehen sogar davon aus, dass das Schlafbedürfnis von Gesunden zwischen vier und zwölf Stunden liegen kann. Auch was die Verteilung des Schlafs über den Tag hinweg angeht, gibt es nicht das eine Ideal, das für alle gilt. Denn während die einen darauf schwören, ihren Schlaf in einem Stück zu nehmen, verteilen mittlerweile sogar manche Weltklasse-Sportler ihren Schlaf in fünf Einheiten zu je neunzig Minuten über den Tag und berichten davon, dass ihnen dieser Rhythmus am allerbesten bekommt.

Und so, wie die Ernährungsbedürfnisse von Menschen aufgrund ihrer Genetik, ihrer Konstitution und ihrer momentaner Lebensumstände mitbestimmt werden, ist auch das individuell unterschiedlich ausgeprägte Schlafbedürfnis nicht zuletzt auch zu einem guten Stück genetisch vorgegeben.

Und wie beim Essen durch unpassende Diäten kann auch falsch verstandenes »Training« oder ein willentliches Umformen der Schlafgewohnheiten dazu führen, dass der Organismus dabei Schaden nimmt. Wenn Sie zu jenen Menschen mit einem vermehrten Schlafbedarf gehören, so ist es sehr wichtig, Ihren Alltag nach Möglichkeit hierauf einzustellen und Ihre Lebensgewohnheiten entsprechend anzupassen.

Dabei ist es wichtig zu wissen, dass die optimale Schlafdauer eines Menschen auch von seinem biologischen Tagesrhythmus abhängt. Denn der Schlaf zur »falschen« Tageszeit ist relativ unergiebig. Auch hier zahlt sich also ein besonnenes Hineinspüren in die eigenen Bedürfnisse aus.

MEIN KÖRPER, DAS BIN ICH

In unserer heutigen technisierten, rational geprägten Welt ist es weitverbreitet, den Körper als ein Werkzeug, als Besitz oder als etwas zu verstehen, das es zu unterwerfen gilt.

Dabei kann ein Mensch nur deshalb Mensch sein, weil er körperlich existiert. Der Körper ist ein Geschenk mit eigenen Bedürfnissen, auf die wir eingehen sollten.

Nerven- und Gedächtniszellen durchziehen den gesamten Organismus. Unser Bewusstsein wird stark durch die Informationen geprägt, die der Körper dem Gehirn sendet. Mein Körper ist also nicht nur ein Werkzeug – mein Körper bin immer ich selbst. Meine Füße, meine Arme, meine Schultern: All das bin ich selbst. Wenn ich meinen Körper überlaste, indem ich zu viel arbeite, trainiere, unpassend esse oder zu wenig schlafe, dann überlaste ich mich! Wenn ich meinen Körper mit zu viel Essen überlade, dann überlade ich mich!

Wenn ich etwas esse, was mir nicht bekommt, so drückt dies aus, dass ich mich gerade überfordere. Wenn ich esse, obwohl ich weder Lust noch Hunger darauf habe, dann führe ich mir etwas zu, was ich eigentlich gerade weder will noch brauche. Damit handle ich gegen meine Bedürfnisse. Wie gut ist es dann wohl um meine Fähigkeit bestellt, für mich zu sorgen?

Darin, wie gut ich für meinen Körper sorge, zeigt sich, wie gut ich für mich selbst sorgen kann.

DIE INDIVIDUALISIERUNG ZAHLT SICH AUS

Menschen, die gelernt haben, sich individuell zu ernähren, geht es besser, was sich auf vielen Ebenen ihres Lebens auswirkt. Dennoch ist gerade am Anfang alles Individuelle zunächst einmal aufwendiger. Gerade wenn es darum geht, auf die manchmal durchaus unterschiedlichen Bedürfnisse der verschiedenen Familienmitglieder einzugehen, ist dies sicherlich keine leichte Aufgabe. Und doch lassen sich mit ein, zwei unterschiedlichen Beilagen und unterschiedlichen Getränken viele Gerichte noch am Tisch so variieren, dass jeder Einzelne zu einer besseren Nahrungspassung finden kann.

WAS WIR *WOLLEN* UND WAS WIR *BRAUCHEN*

Die Dinge, die wir wollen, können sich deutlich von denen unterscheiden, die wir wirklich brauchen. Indem Menschen sich zu sehr auf den Willen ausrichten und dabei vernachlässigen, was sie brauchen, handeln sich manche im ärgsten Fall beträchtliche Probleme ein: zwischenmenschlich, wirtschaftlich und erst recht gesundheitlich. Wer nur isst, was er will, wer zu viel isst, obwohl der Körper ihm schon längst signalisiert, dass es ihm nicht bekommt, der entfernt sich von dem, was er braucht. Und wer seine Bedürfnisse nicht erkennt, läuft leicht ahnungslos Gefahr, maßlos zu werden.

Das kann leicht selbstschädigende Züge annehmen, von denen die Betroffenen meist erst einmal gar nichts mitbekommen. Das Wissen über unsere Somatische Intelligenz kann eine wertvolle Hilfe dabei sein, die Bedürfnisse des Körpers wieder klarer zu erkennen und dafür zu sorgen, dass wir bei uns selbst in guten Händen sind.

DAS WOHLFÜHLGEWICHT ERREICHEN

Ob Sie Ihren Anteil an Körperfett reduzieren möchten, sich mehr Balance in Ihrer Ernährungs- und Lebensweise wünschen oder ob Sie Ihre Fitness verbessern möchten: SI-Training kann Ihnen sehr wirksam und nachhaltig helfen, jedes dieser Ziele Wirklichkeit werden zu lassen. Erfahren Sie auch, wie Sie mit der SI-Methode je nach Körpertyp die zu Ihnen passende Ernährungsweise und Ihr individuelles Wohlfühlgewicht finden können.

Lassen Sie uns nun erkunden, welche Faktoren unser Körpergewicht beeinflussen und weshalb manche Menschen leichter zu Übergewicht neigen, während andere riesige Mengen an Nahrungsenergie zu sich nehmen können, ohne dadurch zuzunehmen.

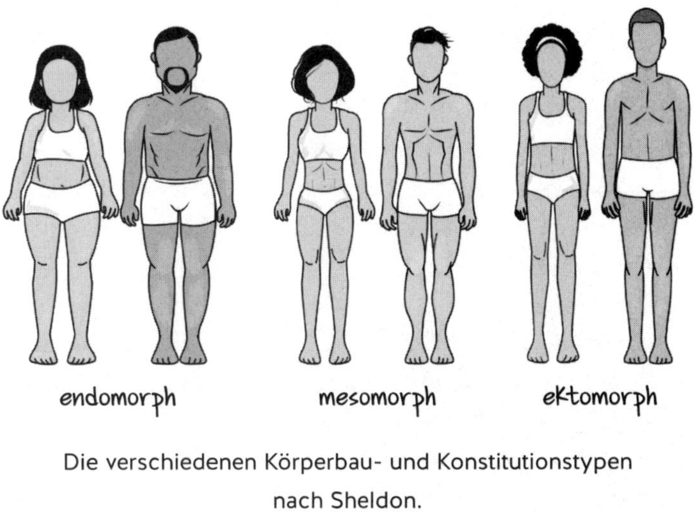

Die verschiedenen Körperbau- und Konstitutionstypen nach Sheldon.

WESHALB MANCHE MENSCHEN LEICHTER ZUNEHMEN ALS ANDERE

Jeder Mensch ist einzigartig. Das gilt auch für unsere Gewichtsentwicklung. Eine Patientin berichtete mir hierzu: »Es ist wirklich ungerecht. Während mein Mann Tag für Tag riesige Portionen isst, bleibt er gertenschlank, während ich schon nach zwei Festtagen mit viel Essen mit anderthalb Kilo mehr auf der Waage stehe.« Während also ganz bestimmte Stoffwechseltypen überschüssige Kalorien aus der Nahrung für »schlechte Zeiten« in ihren Fettdepots einlagern, bleiben viele lang- und schmalgliedrige Menschen selbst dann noch rank und schlank, wenn sie weit über ihren Kalorienbedarf hinaus essen.

Oft hat dies mit ganz bestimmten hormonellen und enzymatischen Gründen im Stoffwechsel dieser Menschen zu tun. So konnten wir zum Beispiel bereits ab Seite 53 sehen, wie unterschiedlich Menschen auf die Aufnahme von Kohlenhydraten in der Nahrung reagieren. Zudem haben Forscher herausgefunden, dass diese schlanken Körpertypen die überschüssigen Kalorien, die sie gegessen haben, anders verwerten. Anstatt das Zuviel an Nahrungsenergie im Fettgewebe der Unterhaut zu speichern, strahlen die dünnen Typen den Kalorienüberschuss zu einem großen Teil in Form von Körperwärme über die Haut wieder ab. Und da sie nur wenig isolierendes Hautfett haben, entsteht bei den Betroffenen durch die Abgabe von Wärmeenergie im entsprechenden Moment ein unangenehmes Kältegefühl. Das erklärt auch, weshalb viele dieser schlanken Vielesser oft sogar in warmer Umgebung frösteln.

Schon manche dieser sehr schlanken Menschen haben mir davon berichtet, wie belastend es sein kann, eine solche Stoffwechsellage zu haben. Sowohl wegen des häufigen Kältegefühls, das sie plagt, als auch aufgrund des gesellschaftlichen Drucks, den sie oft spüren, weil sie, obwohl sie reichlich Nahrung zu sich nehmen, aufgrund ihrer sehr schlanken Silhouette oft als essgestört wahrgenommen werden. Auch wenn diese Körpertypen keine Probleme mit einem Zuviel an Körperfett haben, ist es für sie dennoch sehr wichtig, eine gute Nahrungspassung zu finden – einerseits um den Organismus nicht mit Stoffen zu überlasten, die er nicht verträgt, und andererseits um den Wärmehaushalt (siehe ab Seite 101) günstig zu beeinflussen.

UNTERSCHIEDLICHE KÖRPERTYPEN HABEN EIN UNTERSCHIEDLICHES WOHLFÜHLGEWICHT

Sportmediziner, Biologen und Fitnesstrainer nutzen zur Bestimmung des Körperbautyps eine Einteilung, die auf den amerikanischen Psychologen William Sheldon zurückgeht: Sie unterscheidet zwischen dem *ektomorphen*, dem *mesomorphen* und dem *endomorphen* Körpertyp (siehe Abbildung auf Seite 225).

Ektomorphe Typen sind eher schmächtig, mit flachem Brustkorb sowie mit langen, dünnen Armen und Beinen ausgestattet. Oft haben sie schlanke Hände und Füße, dünne Haut und Haare und wenig Muskelmasse. Da sie, wie wir bereits sehen konnten, selbst mit viel Nahrung und Muskeltraining nur sehr schwer Fett und Muskeln aufbauen, werden sie im Englischen »Hardgainer« genannt, was so viel wie »nur mühevoll zunehmende Naturelle« bedeutet.

Endomorph veranlagte Menschen sind von Natur aus praktisch der genaue Gegentyp zum ektomorphen Typ: Sie sind massig und muskulös und mit eher kürzeren Gliedmaßen, breiten Hüften und größeren Fettspeichern ausgestattet. Verglichen mit den sehr schlanken ektomorphen Körpertypen geben sie nur sehr wenig Energie über die Körperoberfläche ab. Stattdessen neigen sie dazu, überschüssige, nicht verbrauchte Kalorien im Unterhaut-Fettgewebe als Energiespeicher einzulagern.

Endomorphe Körpertypen erscheinen daher oft rundlich und weich. Schon eine leichte Überversorgung mit Kalorien führt bei ihnen zu mehr Einlagerung von Körperfett. Oft vertragen solche Körpertypen eine proteinbetonte (Fleisch, Fisch, Soja, Milchprodukte) und kohlenhydratarme Kost recht gut.

Zwischen dem ektomorphen und dem endomorphen liegt der mesomorphe Körperbautyp. Ihm sind eine stark ausgebildete Muskulatur bei gleichzeitig geringerer Neigung zur Einlagerung von Körperfett in die Wiege gelegt worden. Oft hat er einen starken, voluminösen Brustkorb, markante Wangenknochen, einen massiven Unterkiefer und große Hände und Füße. Ihr Rumpf ist bei Frauen sanduhrförmig und hat bei Männern eine ausgeprägte V-Form. Mangelt es dem mesomorphen Typ allerdings an regelmäßiger, kräftiger Bewegung, nimmt er oft sehr leicht an Fettmasse, bevorzugt an Bauch und Hüfte, zu.

Obwohl diese drei Konstitutionstypen auch in Reinform auftreten, sind die meisten von uns »Mischtypen«, bei denen einer dieser drei Typen dominiert und mindestens ein weiterer auch eine Rolle spielt. So wäre zum Beispiel ein endo-mesomorpher Typ ein athletisch-muskulöser Typ, der dazu neigt, leicht und viel Körperfett anzusetzen.

AUF DIE SIGNALE DES KÖRPERS ZU HÖREN IST FÜR ALLE TYPEN WICHTIG

Zweifellos kann jeder dieser Körpertypen durch ein Zuviel an Kalorien zunehmen. Der eine jedoch nur beschwerlich, der andere leichter. Die definitiv größte Bereitschaft zu schwerem Übergewicht zeigen jedoch diejenigen Typen, bei denen die endomorphen Anteile dominieren. Wenngleich es für jeden Menschen von Vorteil ist, auf die acht Bodyguards zu achten und die SI-Übungen zu machen, profitieren in Bezug auf das Körpergewicht besonders die endomorphen Körpertypen. Denn wenn endomorphe Körperbautypen zu schnell essen und, statt ihren Sättigungspunkt zu beachten, darüber hinaus essen, haben sie, anders als die ektomorphen Typen, weil sie quasi jede überschüssige Kalorie postwendend in Körpermasse umsetzen, ein deutlich erhöhtes Risiko, übermäßig Körperfett anzusetzen.

BEWEGUNG, HORMONE, MEDIKAMENTE UND STRESS: FAKTOREN FÜR DIE GEWICHTSZUNAHME

Neben den Erbanlagen und der Ernährungsweise gibt es noch eine Reihe weiterer Faktoren, die das Körpergewicht deutlich beeinflussen können. So führt zum Beispiel auch ein Zuwenig an körperlicher Bewegung zwangsläufig zu einem verminderten Energieverbrauch. Dieser Bewegungsmangel führt zudem dazu, dass sich die Muskelmasse zurückbildet. Dadurch kommt es zu einer weiteren Verringerung des Energiebedarfs, was gerade bei endomorphen und mesomorphen Typen, die sich mit zu viel Nahrung überfordern, die Zunahme des Körperfetts drastisch erhöhen kann.

Auch können hormonelle Abweichungen das Zünglein an der Waage sein, die noch nicht einmal unbedingt einen Krankheitswert haben müssen (etwa bei Schilddrüsen- oder Geschlechtshormonen). Auch kann eine längerfristige, zu hohe Stressbelastung die Ausschüttung von Stresshormonen wie Cortisol bewirken, dass man bei entsprechender genetischer Ausstattung zunimmt, ohne unbedingt mehr gegessen zu haben als sonst. Im Sprachgebrauch haben sich dafür nicht von ungefähr Ausdrücke wie der berühmte »Kummerspeck« oder der Aufbau eines »dicken Fells« eingebürgert.

Neuere Forschungsergebnisse legen die Vermutung nahe, dass auch die Beschaffenheit unserer Darmflora darüber entscheiden kann, wie unsere Nahrung verstoffwechselt wird. So könnte in manchen Fällen sogar eine Antibiotikatherapie zu einer Veränderung der Darmflora führen und infolgedessen auch zu einer Gewichtszunahme. Ebenfalls wird diskutiert, inwieweit bestimmte Viren, etwa das Adenovirus 36 (Ad-36), an der Entwicklung einer Gewichtszunahme beteiligt sein könnten.

Nicht wenige Menschen nehmen auch durch bestimmte Medikamente, wie etwa Psychopharmaka, Betablocker oder Cortison, zu. All diese Faktoren sollte jeder Mensch, der unter einem Zuviel an Körperfett leidet, individuell berücksichtigen und bei Bedarf zusammen mit einem spezialisierten Arzt behandeln lassen. Mit Ihrem Wissen um die Somatische Intelligenz, die acht Bodyguards und mit Ihren Erfahrungen aus den SI-Übungen können Sie dabei die jeweilige ärztliche Behandlung entscheidend unterstützen.

FAKTOREN, DIE DAS KÖRPERGEWICHT MITBESTIMMEN KÖNNEN

ERNÄHRUNG	Positive Energiebilanz: Kalorienaufnahme höher als Kalorienverbrauch.
GENETIK	Körperlicher Konstitutionstyp: Veranlagung zur Abstrahlung von Wärme oder Einlagerung überschüssiger Kalorien in Form von Fettgewebe.
KÖRPERLICHE AKTIVITÄT	Bewegungsmangel senkt Energieverbrauch. Körperliches Training erhöht Energieverbrauch.
HORMONELLE ABWEICHUNGEN ODER STÖRUNGEN	Zum Beispiel Schilddrüsenhormone, Geschlechtshormone, Stresshormone.
MEDIKAMENTE	Zum Beispiel Psychopharmaka, Betablocker, Hormone (Cortison, Insulin, Geschlechtshormone).
ZU HOHE STRESSBELASTUNG	Vermehrtes Essen als Ausgleichsversuch, vermehrte Ausschüttung von dick machenden Stresshormonen.

SOMATISCHE INTELLIGENZ BEI KINDERN

Ein besonders sensibles Thema ist die Ernährung bei Kindern. Auch bei ihnen lässt sich ein gesundes Essverhalten nicht allein durch fest strukturierte Vorgaben und Empfehlungen darstellen, die für jeden Menschen gleichermaßen gelten sollen. Allein schon aufgrund von unterschiedlichen genetischen Einflüssen und ständig wechselnden Wachstumsphasen hat jedes Kind etwas andere Bedürfnisse und Verträglichkeiten. Gesunde Ernährung ist folglich auch hier etwas sehr Individuelles – und sie kann umso besser gelingen, wenn wir Kinder in ihrem Essverhalten nicht bevormunden, sondern ihnen auf verantwortungsvolle Weise die Möglichkeit geben, verschiedene Lebensmittel zu probieren und ihnen behutsam die Möglichkeit geben, sich die Signale ihres Körpers beim Essen bewusst zu machen.

VERANTWORTUNGSVOLLE SELBSTERFAHRUNG STATT BEVORMUNDUNG

»Manchmal«, so weiß ein Freund von mir, der ein sehr erfahrener Kinderarzt und zugleich Ernährungsmediziner ist, zu berichten, »gibt es kerngesunde Kinder, die eine Woche lang nur Nudeln mit Soße essen und alles andere Essen links liegen lassen. Dann, ganz wie von selbst, fangen sie plötzlich wieder an, ausgewogener zu essen. Womöglich tun sie dies, weil innerhalb einer bestimmten Zeitspanne nur ganz bestimmte Nahrungsmittel für das Kind am sinnvollsten sind. Das ist auch Somatische Intelligenz.«

Dass Kinder phasenweise drastisch ihr Essverhalten verändern, lässt sich auch auf körperliche Entwicklungs- und Wachstumsphasen zurückführen, in denen der Körper mitunter besonders hohe Energiemengen benötigt. Dann kommt es etwa vor, dass ein Kind ganz natürlich seiner Somatischen Intelligenz folgt und Kalorien hortet, weil der Körper die zusätzlichen Kalorien für einen anstehenden energiezehrenden Wachstumsschub horten will.

Bei manchen Menschen führen die in Brokkoli enthaltenen Glukosinolate nachweislich zu einer Drosselung der Schilddrüsenaktivität. Gerade bei Kindern kann sich das hemmend auf die geistige Entwicklung auswirken. Unser heutiger Wissensstand lässt die Vermutung zu, das genau dies ein Grund sein könnte, weshalb manche Kinder Brokkoli intuitiv ablehnen. Andere wiederum lieben Brokkoli, er bekommt ihnen hervorragend und wirkt sich spürbar günstig auf ihre Gesundheit und das Wohlbefinden aus.

Auch Spinat wird von vielen Menschen gut vertragen, während die darin enthaltene Oxalsäure bei anderen Menschentypen das Risiko für Blutgerinnungsstörungen und Nierensteine deutlich erhöht. So sollten wir stets vor Augen haben, dass dies auch ein Grund sein könnte, weshalb viele Kinder Spinat und auch Petersilie, Rhabarber oder Mangold, die viel Oxalsäure enthalten, intuitiv ablehnen. Andere essen diese Gemüsesorten für ihr Leben gern und gedeihen damit.

Ob ein Nahrungsmittel für ein Kind verträglich ist, hängt also immer davon ab, wie es individuell mit den darin enthaltenen Stoffen in seinem jetzigen Entwicklungsstadium zurechtkommt.

HELFEN, DIE SEELE ZU STÄRKEN

Auch wenn wir uns die Gründe für die Entstehung von Übergewicht anschauen, wird schnell klar, dass allein feste Ernährungsregeln, die bestimmte Nahrungsmittel erlauben und andere verbieten, meist keine angemessene Antwort auf dieses komplexe Thema sind. So wissen wir heute, dass auch emotionales Essen ein Grund für ein erhöhtes Körpergewicht sein kann: Es gibt Kinder, die traurig, frustriert oder gelangweilt sind und daher Essen unbewusst als Ventil benutzen. Einem solchen Kind eben dies zu verbieten, ohne ihm einen natürlichen Ausgleich auf der seelischen Ebene zu ermöglichen, würde nur für übermäßige Spannung sorgen und kann nicht funktionieren.

Gleichzeitig wird die öffentliche Debatte jedoch hauptsächlich in Sachen Nahrungsmittelauswahl geführt. Dass Übergewicht aber oft eine Folge von emotionalen Problemen ist, spielt in der öffentlichen Diskussion bislang immer noch nur am Rande eine Rolle. Gleichzeitig betonen gerade psychologisch geschulte Fachleute, dass dieser Aspekt eigentlich zentral ist. Mangels einer guten Aufklärung fokussieren sich Eltern jedoch häufig immer noch auf eine sehr starre, reglementierte Auswahl an Nahrungsmitteln.

Dadurch jedoch passiert oft genau das Gegenteil: Durch das Essensverbot essen die Kinder, sobald sie die Möglichkeit dazu haben, übermäßig viel Zucker- und Fetthaltiges. Dabei ignorieren sie ihre Körpersignale und verlieren ihr natürlich angelegtes Gespür beim Essen aus den Augen. Die Körperintelligenz geht dabei aber zum Glück nicht verloren. Das Kind kann sein Körpergefühl zurückerlangen, wenn es ermutigt wird, darauf zu achten, wonach der Körper wirklich verlangt.

ZUM SPÜREN ERMUTIGEN

Anstatt den Genuss von Schokolade kategorisch als negativ zu ächten, könnte – wie die US-amerikanische Psychologin Susan Albers beschreibt – Kindern auch unbefangen und ohne Besserwisserei das Angebot gemacht werden, beim ungehemmten Essen der zunächst so begehrten Süßspeise darauf zu achten, was nach einer größeren Portion davon mit ihnen passiert: ob die zu große Menge an Schokolade zum Beispiel Unwohlsein, Sodbrennen oder Bauchweh hervorruft. In aller Regel verzeiht der Körper solche Fehltritte mit konventionell erhältlichen Lebensmitteln, wenn sie nicht allzu oft geschehen.

Bekommt das Kind so die Möglichkeit, die Reaktion seines Körpers aufmerksam zu erleben, ist die Wahrscheinlichkeit weit höher, dass es daraus förderliche Schlüsse zieht. Schließlich darf es sich auf diese Weise selbst Antworten geben, und das ist pädagogisch wie auch psychologisch eine Grundvoraussetzung für ein Leben in Selbstverantwortung.

Ich darf immer wieder erleben, dass Kinder wie Erwachsene, wenn sie erst einmal gelernt haben, beim Essen auf die eigenen Körpersignale zu hören und zu vertrauen, weit weniger Fertignahrung, Süßigkeiten und Softdrinks zu sich nehmen.

Je besser das Körpergefühl, desto leichter kann ein Kind für sich erspüren, wenn ihm etwas nicht bekommt. Damit Kinder lernen können, auf ihr Körpergefühl zu vertrauen, brauchen sie allerdings vertrauensvolle, verantwortungsvolle Bezugsmenschen. Das stellt schon auch Anforderungen an die Eltern. Einen Menschen liebevoll zum eigenen Spüren zu ermuntern funktioniert nur mit einer ganz bestimmten inneren Haltung, die nicht autoritär und beherrschend ist, sondern vertrauensvoll, wertschätzend, den anderen achtend und dialogisch. Nur so können wir es Kindern ermöglichen, ohne Angst und Druck die eigenen Gefühle und die eigenen Körpersignale zu spüren, auf sich wirken zu lassen und ein konstruktives, von Eigenliebe geprägtes Verhalten beim Essen zu entwickeln.

Das ist alles andere als Laisser-faire und erfordert von den Eltern einiges an Kompetenz: sowohl im Umgang mit sich selbst als auch in Sachen Ernährungswissen und Eigenwahrnehmung beim Essen.

Wir regen Kinder und Jugendliche zur besonnenen Selbstständigkeit an, wenn wir ihnen unaufdringlich mit den richtigen Fragen begegnen:

- »Wenn du an deinem Essen riechst, was nimmst du wahr?«
- »Was kannst du auf der Zunge, den Zähnen, am Gaumen, an den Innenseiten der Wangen und im Rachen wahrnehmen, wenn du das Essen im Mund spürst?«
- »Wie geht es dir im Bauch, nachdem du die Tafel Schokolade gegessen hast?«

Anders als Dogmen können solche Fragen dazu führen, dass Kinder und Jugendliche sich auf den Weg begeben, sich ganz bewusst selbst Antworten zu geben. So können Kinder Schritt für Schritt anhand von bewussten, selbst gemachten Erfahrungen von innen heraus in eine Haltung der Selbstverantwortung für das eigene Wohl hineinwachsen.

DIE ZEHN PRINZIPIEN DER SI-METHODE

Wir nähern uns dem Ende des Buches und wissen nun, dass unsere Ernährungsweise nachhaltig über unsere Lebenskraft entscheidet – körperlich wie auch geistig. Ich wünsche Ihnen, dass Sie, statt sich im Dschungel der heutigen Ernährungsratschläge zu verlieren, sich darauf einlassen, auf Ihre innere Stimme, auf die Weisheit Ihres Körpers zu achten. Unser Körper ist unser wichtigster Berater, wenn wir gezielt unser Gespür für ihn und seine Signale zu schulen. Gerade wenn Sie die SI-Methode neu für sich entdecken, wird Ihnen der folgende Überblick eine gute Stütze sein. Die zehn Prinzipien der SI-Methode werden Ihnen vertraut vorkommen, und das sollen sie auch. Wer sich achtsam mit seinem Körpergefühl beschäftigt, kehrt immer wieder an denselben essenziellen Punkt zurück, um sich daran zu erinnern, was das Wesentliche ist. Ziehen Sie diese Übersicht über die zehn Prinzipien der SI-Methode heran, wenn Sie sich zum ersten Mal (oder wieder einmal) auf den Weg zu Ihrem Körpergefühl machen.

1. PRINZIP: HÖREN SIE AUF IHREN KÖRPER

Ihr Körper ist Ihr engster Gefährte. Ein Leben lang. Doch Hand aufs Herz: Behandeln Sie ihn auch so? Hören Sie in Wertschätzung und Anerkennung auf das, was er Ihnen zu sagen hat? Oder beuten Sie ihn aus, missachten seine Signale und erwarten von ihm, dass er sich Ihnen unterordnet? Ihr Körper besitzt die Fähigkeit, Ihnen genau zu zeigen, was ihm guttut und was nicht. Nutzen Sie die Signale Ihres Körpers und achten Sie bei Ihrer Speisenauswahl auf Geruch, Mundgefühl und Bekömmlichkeit. Nutzen Sie Ihre Somatische Intelligenz, die acht Bodyguards und die praktischen Übungen der SI-Methode.

2. PRINZIP: KÖRPERGEFÜHL GEHT ÜBER KALORIENZÄHLEN

Kalorien- und Nährwertangaben können Ihnen als Orientierung dienen, welche Eigenschaften und Inhaltsstoffe in unterschiedlichen Lebensmitteln vorkommen. Zugleich ist es sehr wichtig, auch das Körpergefühl beim Essen zu beachten. Wenn wir uns zu stark oder einseitig an festen Vorgaben wie Kalorien oder anderen Nährwerten orientieren, laufen wir Gefahr, die Signale des Körpers zu übergehen.

Denn je nach Lebenssituation können sich die Bedürfnisse ändern. Je genauer wir gelernt haben, auf die Signale des Körpers zu hören, desto klarer zeigt er uns durch spezielle Biosensoren, welches Essen wirklich zu uns passt, welches nicht und wann wir satt sind.

3. PRINZIP: DER KÖRPER ZEIGT UNS, WANN WIR SATT SIND

Überessen resultiert oft aus einem Mangel an Körperwahrnehmung. Je genauer wir bestimmte Körpersignale wahrnehmen können, desto passgenauer können wir essen. Anhand von Informationen wie Geruch, Lust, Geschmack, Dehnung von Magen und Darm sowie Bekömmlichkeit kann uns der Körper zeigen, ob wir satt sind. Menschen, die die SI-Methode trainieren, berichten davon, dass ihr Essen oder Trinken nicht mehr so gut riecht und schmeckt, wenn sie genug davon haben. Auch das Gewahrsein für den Dehnungsreiz in Magen und Darm, der mit der Sättigung einhergeht, können wir trainieren. So wird die Körperwahrnehmung zu einem der wertvollsten Ernährungscoaches überhaupt.

4. PRINZIP: ACHTEN SIE AUF DIE BEKÖMMLICHKEIT

Es gibt nicht *die eine* gesunde Ernährung für alle Menschen. Jeder Mensch ist einzigartig. Dafür sorgen genetische Einflüsse, Alter, Geschlecht, Gesundheitszustand und die momentane Lebenssituation. Aus dem Forschungszweig der Individualisierten Medizin wissen wir: Nahrung, die dem einem Menschen gut bekommt, kann beim nächsten bereits Probleme verursachen. Ein Essen, mit dem der eine rank und schlank bleibt, kann beim anderen bereits zu Übergewicht und Problemen mit dem Stoffwechsel führen. Darum ist es so wichtig, die Signale zu verstehen, die der Körper uns rund um das Essen und Trinken unentwegt sendet.

Achten Sie also immer auf die Verträglichkeit. Hier gibt es kein Dogma nach dem Motto: Alles muss naturbelassen sein. Stattdessen sollte sich jeder Mensch so natürlich ernähren, wie es ihm sein Körper anhand der acht Bodyguards und der SI-Übungen als individuell passend anzeigt.

5. PRINZIP: EAT YOUR DRINK & DRINK YOUR FOOD

Der Mensch ist von Natur aus ein Trinker. Vom ersten Tag an. Unser Körper ist dafür geschaffen, unsere Nahrung erst dann zu schlucken, wenn wir sie vollständig zerkaut und verflüssigt haben. Nur so kann sich das Aroma der Speisen voll entfalten, und wir können den Geruch, den Geschmack, das Mundgefühl und unsere Lust auf das jeweilige Essen ausgiebig wahrnehmen. Zudem wird erst durch die bestmögliche Einspeichelung unserer Nahrung auch eine bestmögliche Verdauung möglich. Magen, Darm und der gesamte Körper danken es uns.

6. PRINZIP: VORSICHT BEI NAHRUNG AUS DEM FOOD DESIGN

Aroma-, Geschmacks- und Farbstoffe, Phosphate, Emulgatoren, Stabilisatoren, Konservierungsmittel und Gerinnungshemmer sind in vielen Arten von Fertiggerichten enthalten. Viele Zusätze sollen dem Körper eine andere Nährstoffzusammensetzung vorspielen, als er tatsächlich aufnimmt. Das kann gerade Menschen, die kein trainiertes Körpergefühl haben, daran hindern, die Signale des Körpers zu beachten.

Die Lage ist jedoch nicht ausweglos: Denn je klarer ein Mensch die Signale seines Körpers versteht, desto weniger wird er durch Stoffe aus dem Food Design in die Irre geführt. Frei von solchen problematischen Stoffen sind Biofertigprodukte und speziell ausgezeichnete Produkte von konventionellen Herstellern.

7. PRINZIP: BEWAHREN SIE SICH BEIM ESSEN DIE RUHE

Stress löst unweigerlich eine vermehrte Ausschüttung von Stresshormonen aus. Dadurch können wir die Signale des Körpers beim Essen nicht mehr so gut wahrnehmen. Auch die Verdauung und Verwertung der Nahrung wird durch Stress beeinträchtigt. Manche Menschen nehmen sogar stressbedingt zu.

Indem Sie vor jedem Essen in die Ruhe finden, verbessern Sie Ihre Körperwahrnehmung und Ihre Verdauung. So können Sie klarer die Signale des Körpers beim Essen wahrnehmen. Die Nährstoffe können besser aufgenommen und im Organismus verwertet werden. Als Resultat können Sie sich besser ernähren, haben mehr Energie, ein höheres Leistungsvermögen – und Sie können besser regenerieren.

8. PRINZIP: LERNEN SIE DIE *ACHT BODYGUARDS* AUSWENDIG

Das in diesem Buch enthaltene Wissen um Ihre Körperintelligenz, die acht Bodyguards und die SI-Übungen können Sie wirksam dabei unterstützen, für sich die individuell passende Nahrung zu finden – in der Frage nach der Art, der Menge und des Zeitpunktes Ihres Essens. Die acht Bodyguards sind:

1. Vor dem Essen in die Ruhe finden.
2. Auf die Lust beim Essen achten.
3. Auf den Geruchssinn achten.
4. Auf den Geschmackssinn achten.
5. Auf das Mundgefühl achten.
6. Auf das Esstempo achten.
7. Auf die Nahrungsmenge achten.
8. Auf die Bekömmlichkeit und Stimmung achten.

9. PRINZIP: ACHTSAMKEIT IST OFT WIRKSAMER ALS »GUTE VORSÄTZE«

Einer der wichtigsten Gründe, weshalb immer mehr Menschen in unserer Gesellschaft unter Ernährungs- und Gewichtsproblemen leiden, ist, dass sie den Vorsatz fassen, abzunehmen oder weniger Kalorien zu essen. Doch oft misslingt ihnen dann genau dies.

Eine wirklich nachhaltige, dauerhafte Verhaltensänderung erreichen viele jedoch erst, wenn sie beginnen, ihre Vorsätze loszulassen. Man erreicht mehr, wenn man den Fokus auf die acht Bodyguards und das Hineinspüren in sich selbst richtet.

Spüren Sie lediglich besonnen in sich hinein, wenn Sie Lust auf etwas Bestimmtes haben. Und dann essen Sie es! Doch aktivieren Sie dabei Ihre acht Bodyguards, die Ihnen helfen werden, die begehrte Nahrung aus einem anderen Blickwinkel wahrzunehmen. So werden Sie beim Essen merken, ob Sie dieses Nahrungsmittel wirklich in diesen Mengen brauchen, oder ob Sie sich vielmehr damit belasten (Paradoxon der Veränderung).

10. PRINZIP: MACHEN SIE SI-TRAINING

Probieren Sie sich aus! Jeder Mensch ist einzigartig. Was dem einen Menschen gut bekommt, kann gesundheitlich für den nächsten bereits problematisch sein. Mithilfe der SI-Übungen können Sie für sich selbst herausfinden, welche Nahrung in welcher Menge zu Ihren Bedürfnissen passt.

IHR ACHT-TAGE-TRAININGSPROGRAMM

Mit dem folgenden Acht-Tage-Plan können Sie die SI-Methode Tag für Tag trainieren, um ein besseres Gefühl für die Methode zu bekommen. Mit einem geringen Zeitaufwand können Sie so lernen, Ihre Körpersignale beim Essen genauer wahrzunehmen und Ihr Essverhalten zu verbessern.

Gerade in der Anfangsphase haben mir SI-Trainierende davon berichtet, dass es für sie sehr hilfreich war, die Übung *Gerade gegessen* zusätzlich auch an jenen Tagen zu machen, an denen sie nicht auf dem Plan steht.

Selbstverständlich können Sie sich auch Ihr eigenes SI-Trainingsprogramm frei zusammenstellen, indem Sie die SI-Übungen aus diesem Buch so kombinieren, wie es für Sie passt. Auch in diesem Fall kann Ihnen dieses Acht-Tage-Trainingsprogramm eine gute Orientierung sein.

Natürlich haben Sie die Möglichkeit, das Training zu intensivieren, indem Sie bis zu drei Übungen (jeweils dieselbe oder drei verschiedene) am Tag durchführen. Allerdings zeigt mir meine Erfahrung, dass wir mit höchstens drei Übungen am Tag meist genug bedient sind. Wir erreichen nicht zwangsläufig mehr, wenn wir viele Übungen machen. Unser Geist *und* Körper brauchen Zeit, um die beim Üben gemachten Erfahrungen so zu verarbeiten, dass sich daraus eine schrittweise Veränderung entwickeln kann.

Das Acht-Tage-Trainingsprogramm muss nach dem achten Tag keineswegs abgeschlossen sein. Ich kenne viele Klienten, die dazu übergegangen sind, nach dem achten Tag direkt wieder mit Tag eins zu beginnen.

ACHT-TAGE-TRAININGSPROGRAMM

ÜBUNGS-TAG	ÜBUNG	DIE ANLEITUNG FINDEN SIE AUF SEITE …	DAUER DER ÜBUNG	EFFEKT DER ÜBUNG
Tag 1	Gerade gegessen	200	5 bis 8 Minuten	Sie reflektieren die Signale Ihres Körpers und Ihr Verhalten beim Essen im Anschluss an Ihre Mahlzeit.
Tag 2	In die Ruhe finden	191	3 bis 10 Minuten	Sie üben mittels einer systematischen Technik, in einen Zustand der Ruhe zu finden. Die Somatische Intelligenz wird somit besser nutzbar, und eine gesunde Verdauung wird gefördert.
Tag 3	Mit dem Essen beginnen	198	2 bis 3 Minuten	Sie reflektieren die Signale Ihres Körpers und Ihr Essverhalten zu Beginn Ihrer Mahlzeit.
Tag 4	Arbeitsblatt: »Die acht Bodyguards«	243	5 bis 15 Minuten	Entwicklung eines besseren Gefühls für die acht Bodyguards.
Tag 5	Eine Essmeditation	203	5 bis 10 Minuten	Reflexion der Körperwahrnehmung und des Verhaltens im Umgang mit Fertignahrung, Snacks und Süßigkeiten.
Tag 6	Bewusst trinken	206	5 bis 10 Minuten	Verfeinerung der Körperwahrnehmung und des Verhaltens im Umgang mit Getränken.
Tag 7	Den Körper achtsam wahrnehmen	193	15 bis 20 Minuten	Verbesserung der allgemeinen Körperwahrnehmung.
Tag 8	Gerade gegessen	200	5 bis 10 Minuten	Siehe oben.

ARBEITSBLATT: DIE ACHT BODYGUARDS

Im Anschluss an eine Mahlzeit können Sie sich anhand dieses Arbeitsblattes bewusst machen, wie gut Sie dabei die acht Bodyguards in Ihr Essverhalten miteinbezogen haben. Nachweislich sorgt allein schon dieses Reflektieren dafür, dass wir Schritt für Schritt unser Ernährungsverhalten verbessern. Anders als bei der Übung *Gerade gegessen*, die das gedanklich-spürende Reflektieren fördert, ist es hier wichtig, dass die Antworten niedergeschrieben werden. Dies sorgt für einen zusätzlichen Erkenntnisprozess.

FRAGE	IHRE ANTWORT
Welche Mahlzeit haben Sie gegessen?	
Erster Bodyguard: In die Ruhe finden Konnten Sie vor dem Essen in die Ruhe finden, oder haben Sie sich vor dem Essen Zeit für eine kleine Tischandacht genommen?	
Zweiter Bodyguard: Lust Wie groß war Ihre Lust auf das, was Sie gegessen haben?	
Dritter Bodyguard: Riechsinn Inwieweit hat der Geruch Ihres Essens Sie angesprochen?	

FRAGE	IHRE ANTWORT
Vierter Bodyguard: Geschmack Wie war die geschmackliche Qualität Ihres Essens?	
Fünfter Bodyguard: Mundgefühl Wie hat sich Ihr Essen an den Mund- und Rachenschleimhäuten angefühlt?	
Sechster Bodyguard: Auf das Esstempo achten Wie war Ihr Esstempo? Zu schnell? Zu langsam? Oder gerade richtig?	
Siebter Bodyguard: Auf die Nahrungsmenge achten Wie groß war die Nahrungsmenge? Zu viel? Zu wenig? Oder gerade richtig? An welchen Körperwahrnehmungen machen Sie Ihre Antwort fest?	
Achter Bodyguard: Bekömmlichkeit, Wärmehaushalt und Stimmung Wie bekommt Ihnen das Essen, das Sie zu sich genommen haben? Ist Ihr Wärmehaushalt in Ordnung? Oder haben Sie ein Kälte- oder Hitzegefühl?	

REGISTER

LITERATUR

Ahmed, S. / Müller, K.: Einfluss von Lagerzeit, Licht und Temperatur auf den Solanin- und α-Chaconingehalt mit und ohne Keimhemmungsmittel behandelter Kartoffeln, in: Potato Research 24.1., S. 93–99. Cham 1981. Springer Verlag.

Ahrén, B. / Holst J.: The cephalic insulin response to meal ingestion in humans is dependent on both cholinergic and noncholinergic mechanisms and is important for postprandial glycemia. Diabetes, 50, S. 1030–1038. Arlington County, Virginia, USA 2001. American Diabetes Association.

Andresen, V. / Menge D. / Layer P.: Die Nicht-Zöliakie-Glutensensitivität. Arzneiverordnung in der Praxis, 45, S. 78–82. Berlin 2018. Arzneimittelkommission der deutschen Ärzteschaft.

Bollwein, J.: Positives Essverhalten durch Achtsamkeit – Wie die Kommunikation zwischen Körper und Teller gelingt. Ernährung im Fokus 16.09.10., S. 262–267. Bonn 2016. Bundesanstalt für Landwirtschaft und Ernährung.

Caminero, A. / Schuppan D. / Verdu E.: Lactobacilli Degrade Wheat Amylase Trypsin Inhibitors to Reduce Intestinal Dysfunction Induced by Immunogenic Wheat Proteins. Gastroenterology, 2019, 152, S. 1100–1113. Bethesda, USA 2019. American Gastroenterological Association.

Carraça, J.: Body image change and improved eating self-regulation in a weight management intervention in women, in: The international journal of behavioral nutrition and physical activity, Juli 2011. Online unter: https://www.academia.edu/35307787/Body_image_change_and_improved_eating_self-regulation_in_a_weight_management_intervention_in_women. London 2011. BioMed Central Ltd.

Catassi, C. et al.: Diagnosis of Non-Celiac Gluten Sensitivity (NCGS): The Salerno Experts' Criteria. Nutrients, 2015, 7, S. 4966–4977. Basel, Schweiz 2015. MDPI.

Catassi, C. et al.: The Overlapping Area of Non-Celiac Gluten Sensitivity (NCGS) and Wheat-Sensitive Irritable Bowel Syndrome (IBS): An Update. Nutrients, 2017, 9, S. 10417–10426. Basel, Schweiz 2017. MDPI.

D'Adamo, P.: Whitney, C.: Eat Right for Your Type: The Individualized Blood Type Diet Solution. New York 2016. New American Library.

Dahlke, R.: Richtig essen. München. 2006. Knaur Mens Sana.

Dannigkeit, N. / Köster, G. / Tuschen-Caffier, B.: Prävention von Essstörungen. Ein Trainingsprogramm zum Einsatz an Schulen. Tübingen 2007. DGVT.

Daubenmier, J. / Kristeller, J. / Hecht, F. / Maninger, N. / Kuwata, M. / Javeri, K. / Lustig, R. / Khemeny, M. / Karan L. / Epel, E.: Mindfulness Intervention for Stress Eating to Reduce Cortisol and Abdominal Fat among Overweight and Obese Women: An Exploratory Randomized Controlled Study. Journal of Obesity 24 (4), S. 794–804. New York, USA 2011. Nature Publishing Group.

Doubrawa, E. / Blankertz, S.: Lexikon der Gestalttherapie. Kassel 2017. GIK Press.

Eagle, K.: Toxicological effects of red wine, orange juice, and other dietary SULT1A inhibitors via excess catecholamines. Food & Chemical Toxicology 2012, 50, S. 2243–2249. Amsterdam, Niederlande 2012. Elsevier.

Eagle, K: Hypothesis: holiday sudden cardiac death: food and alcohol inhibition of SULT1A enzymes as a precipitant. Journal of Applied Toxicology 2012, 32, S. 751–755. New York 2012. John Wiley and Sons.

Elmadfa, I. / Leitzmann, C.: Fremd- und Schadstoffe in Lebensmitteln, in: Ernährung des Menschen. Stuttgart 2004. Verlag Eugen Ulmer.

Enck, P. / Frieling, T. et. al.: Darm an Hirn! Der geheime Dialog unserer beiden Nervensysteme und sein Einfluss auf unser Leben. Freiburg, 2017. Herder Verlag.

Fasano, A. et al.: Non-celiac Gluten Sensitivity. Gastroenterology, 2015, 148, S. 1195–1204. Bethesda, USA 2015. American Gastroenterological Association.

Frankenbach, T. / Kohlenberg-Müller, K.: Übergewicht und Adipositas – Dicksein aus Sicht der Ernährungsmedizin. Psychomed 2.05, S. 27–33. München 2005. Reinhard Verlag.

Frankenbach, T.: Didaktische und methodische Grundprinzipien der Somatische Intelligenz-Methode, in: Ausbildungs-Kompendium für die Ausbildung zum zertifizierten Ernährungstrainer für Somatische Intelligenz/ SI-Trainer, Akademie für Somatische Intelligenz. Fulda 2018. Institut für Embodiment.

Frankenbach, T.: Ernährungsbezogene Körperintelligenz als Faktor für geistige Leistungsfähigkeit und Wohlbefinden – neurologische, ernährungsphysiologische und didaktische Aspekte, in: Lehrl, S. / Wagner, G. / Gräßel, E. (Hrsg.): Geistig fit in Schule, Beruf und Alltag. Geistige und körperliche Maßnahmen zur Förderung der mentalen Fitness im Leben ab Schulbeginn. München 2017. Kopaed.

Frankenbach, T.: Körpererfahrung als Mittel zur Verhaltensänderung – Embodiment in der Ernährungsberatung. Ernährung im Fokus 02.2020, S. 109–113. Bonn 2020. Bundesanstalt für Landwirtschaft und Ernährung.

Frankenbach, T.: Somatische Intelligenz – Hören, was der Körper braucht. Burgrain 2014. Koha Verlag.

Frankenbach, T.: Somatische Intelligenz – Körpersignale als Wirkfaktor in der Ernährungsberatung und in der Ernährungstherapie. Fachorgan Lebendige Erde. Darmstadt 2019. Demeter-Verband Deutschland.

Frankenbach, T.: Übergewicht bei Kindern und Jugendlichen – klinische Fortbildung. Die Kinderkrankenschwester 8.05, S. 323–331. Lübeck 2005. Verlag Schmidt-Römhild.

Frankenbach, T.: Vegetarische Ernährung, in: Hoefert, W. / Klotter, C. (Hrsg.): Gesundheitszwänge. Lengerich 2013. Pabst Science Publishers.

Fritscher-Ravens, A. / Schuppan, D. et al.: Confocal Endomicroscopy Shows Food-Associated Changes in the Intestinal Mucosa of Patients With Irritable Bowel Syndrome. Gastroenterology, 2014, 147, S. 1012–1020. Bethesda, USA 2014. American Gastroenterological Association.

Fritscher-Ravens, A. et al.: Many patients with irritable bowel syndrome have atypical food allergies not associated with IgE. Gastroenterology, 2019, 157, S. 108–118. Bethesda, USA 2019. American Gastroenterological Association.

Geuter, U.: Körperpsychotherapie. Grundriss einer Theorie für die psychische Praxis. Heidelberg 2015. Springer Verlag.

Geuter, U.: Stichwort Embodiment, in: Körper, Tanz, Bewegung 3.2014, S. 125 ff. München 2014. Ernst Reinhardt Verlag.

Greten, H. J.: Kursbuch traditionelle chinesische Medizin. TCM verstehen und richtig anwenden. Stuttgart u. a., 2004. Thieme Verlag.

Grimm, H. / Ubbenhorst, B. / Ehrlichmann, M.: Echt künstlich. Das Dr.-Watson-Handbuch der Lebensmittel-Zusatzstoffe. Stuttgart 2006. Dr. Watson Books.

Gundry, S.: The Plant Paradox: The Hidden Dangers in »Healthy« Foods That Cause Disease and Weight Gain. New York 2017. Harper Wave.

Harari, Y.: Eine kurze Geschichte der Menschheit. München 2013. Deutsche Verlags-Anstalt.

Harris, R. / Waring, R.: Sulfotransferase inhibition: Potential impact of diet and environmental chemicals on sterol metabolism and drug detoxification. Current Drug Metabolism 2008, 9, S. 269–275. Sharjah, VAR 2008. Bentham Science.

Heidenreich, T. / Michalak J.: Achtsamkeit, in: Margraf, J. / Schneider, S. (Hrsg.): Lehrbuch der Verhaltenstherapie. S. 569–578. Berlin, Heidelberg 2009. Springer Verlag.

Hermanussen, M. et al.: Obesity, voracity and short stature. The impact of glutamate on the regulation of appetite. Eur. Journal Clinical Nutrition. 1.06, S. 25–31. Philadelphia 2006. Elsevier.

Higgs, S.: Cognitive influences on food intake: The effects of manipulating memory for recent eating. Physiology and Behavior. 2008, 5, S. 734–739. Amsterdam, Niederlande. 2008. Elsevier.

Junker, Y. et al.: Wheat amylase trypsin inhibitors drive intestinal inflammation via activation of toll-like receptor 4. Journal of Experimental Medicine 2012, 209, S. 2395–2408. New York, USA 2012. The Rockefeller University Press.

Khan, M. et al.: Effect of Nutritional Wheat Amylase Trypsin Inhibitors on the Progression of Non-Alcoholic Fatty Liver Disease. Journal of Hepatology, 2016, 64, S. 73–84. Amsterdam, Niederlande 2016. Elsevier.

Klotter, C.: Einführung Ernährungspsychologie. München 2007. Reinhardt UTB.

Kristeller J. / Wolever, R.: Mindfulness-based eating awareness training for treating binge eating disorder: the conceptual foundation, in: Eating disorders, the journal of treatment & prevention Jan-Feb, S. 49–61. Philadelphia, USA 2011. Routledge.

Lampe J. W.: Interindividual differences in response to plant-based diets: implications for cancer risk. American Journal of Clinical Nutrition 2009, 89, S. 1553–1557. Oxford, Vereinigtes Königreich 2009. Oxford Academic Press.

Leary, M.: Motivational and Emotional Aspects of the Self, in: Annual Review of Psychology Volume 58, S. 317–344. Palo Alto, USA 2007. Annual Reviews.

Leccioli, V. et al.: A New Proposal for the Pathogenic Mechanism of Non-Coeliac/Non-Allergic Gluten/Wheat Sensitivity: Piecing Together the Puzzle of Recent Scientific Evidence. Nutrients, 2017, 9, S. 1203–1238. Basel, Schweiz 2015. MDPI.

Leitzmann, C. / Keller, M. / Hahn, A.: Alternative Ernährungsformen. Stuttgart 1999. Hippokrates.

Levine, P.: Sprache ohne Worte: Wie unser Körper Trauma verarbeitet und uns in die innere Balance zurückführt. München, 2011. Kösel Verlag.

Liedtke, R.: Die Vertreibung der Stille. Leben mit der akustischen Umweltverschmutzung. München

2004. Deutscher Taschenbuchverlag.

Phillips D. et al.: Cardiac mortality is higher around Christmas and New Year's than at any other time: the holidays as a risk factor for death. Circulation 2004, 110, S. 3781–3788. Philadelphia, USA 2004. Lippincott Williams & Wilkins.

Pirlet, K.: Naturheilkundliche Diätetik aus pathophysiologischer Sicht. Klinische Erfahrungen widersprechen der Ideologie der Vollwerternährung, in: Komplementäre und Integrative Medizin. 12.48., München u. a. 2007. Urban & Fischer.

Pollmer, U. / Niehaus, M.: Food-Design: Panschen erlaubt: Wie unsere Nahrung ihre Unschuld verliert. Stuttgart 2007. S. Hirzel Verlag.

Pollmer, U.: Stresshormone. Warum Orangensaft gefährlich sein kann, Januar 2016. Online unter https://www.deutschlandfunkkultur.de/stresshormone-warum-orangensaft-gefaehrlich-sein-kann.993.de.html?dram:article_id=342540.

Pudel, V. / Müller, M. (Hrsg): Leitfaden der Ernährungsmedizin. Ein Leitfaden für die Praxis. Berlin, Heidelberg 1998. Springer Verlag.

Pudel, V. / Westenhöfer, J.: Ernährungspsychologie. Eine Einführung. Göttingen 1991. Hogrefe.

Robin, M.: Unser täglich Gift. Wie die Lebensmittelindustrie unser Essen vergiftet. Paris 2010. Arte France. Absolut Medien.

Rytz, T.: Bei sich und in Kontakt. Körpertherapeutische Übungen zur Achtsamkeit im Alltag. Bern, Göttingen, Toronto, Seattle 2007. Hans Huber Verlag

Schuppan, D. / Gisbert-Schuppan, K.: Täglich Brot: Krank durch Weizen, Gluten und ATI. Heidelberg, 2018. Springer Medizin.

Schuppan, D. et al.: Non-celiac wheat sensitivity: differential diagnosis, triggers and implications. Best Pract Res Clin Gastroenterol 2015, 29, S. 469–476. Amsterdam, Niederlande 2015. Elsevier.

Schweppe, R.: Schlank durch Achtsamkeit: Durch inneres Gleichgewicht zum Idealgewicht. Lünen 2011. Systemed Verlag.

Seibel, W. / Steller, W. (Hrsg.): Angewandte Getreideforschung. Spelz- und Schälgetreide. Hamburg 1993. Behr's Verlag.

Temelie, B.: Plakat Nahrungsmittelliste zur Ernährung nach den Fünf Elementen. Oy-Mittelberg. 2012. Joy Verlag.

Thomae B. et al.: Human catecholamine sulfotransferase (SULT1A3) pharmacogenetics: functional genetic polymorphism. Journal of Neurochemistry 2003, 87, S. 809–819. New York 2003. John Wiley and Sons.

Tylka, T. / Calogero, R. / Danielsdottir, S.: Is intuitive eating the same as flexible dietary control? Their links to each other and wellbeing could provide an answer. Appetite, S. 166–175. Amsterdam, Niederlande 2015. Elsevier.

Tylka, T. / Kroon Van Diest, A.: The Intuitive Eating Scale-2: item refinement and psychometric evaluation with college women and men. Journal of Counseling Psychology 60, S. 137–153. Washington, USA 2013. American Psychological Association.

Volpicella, M. et al.: Cystatins, serpins and other families of protease inhibitors in plants. Current protein & peptide science. 12.5. August 2011, S. 386–398. Sharjah, VAR 2011. Bentham Science.

Wagner, G. / Schröder, U. / Peil, J.: Trink Dich fit. Darmstadt. 1997. Pala Verlag.

Weiser Cornell, A.: The Power of Focusing. A Practical Guide to Emotional Self-Healing. Oakland, USA 1996. New Harbinger Publications.

Wheeler, B. / Lawrence J. / Chae, M. / Taylor, B.: Intuitive eating is associated with glycaemic control in adolescents with type I diabetes mellitus. Appetite, S. 160–165. Amsterdam, Niederlande 2015. Elsevier.

Zeevi, D. et al.: Personalized nutrition by prediction of glycemic responses, in: Cell 2015, 163, S. 1079–1094. Cambridge, MA, USA 2015. Cell Press.

Zylka-Menhorn: Arzneimittelrückstände im Wasser: Vermeidung und Elimination, in: Aerzteblatt 2018 (22), S. 1054 ff.

EXPERTEN, DIE SIE WEITERBRINGEN

An dieser Stelle möchte ich Ihnen jene Fachleute nennen, deren Arbeit, Lebenswerke, Bücher und sonstige Veröffentlichungen ich Ihnen empfehlen kann. Es lohnt sich, das Wirken und die Arbeiten (Bücher, Artikel, Studien) dieser Autoren weiterzuverfolgen. In vielen Bereichen waren sie mit ihrem Wissen, ihren Sichtweisen und ihrer Forschungsarbeit über die Jahre hinweg wichtige Impulsgeber für die Entwicklung meiner Erkenntnisse:

- Prof. Dr. Hans-Peter Dürr: Sichtweisen der Naturwissenschaft,
- Prof. Dr. Manfred Hofmann: Nahrungsmittelqualität,
- Prof. Dr. Christoph Klotter: Ernährungspsychologie,
- Sebastian Kneipp: Naturheilkunde und Traditionelle Europäische Medizin,
- Prof. Claus Leitzmann: Ernährungswissenschaft,
- Prof. Dr. Peter Levine: Zusammenhänge zwischen Stressbelastung, Körper und Bewegung,
- Dr. Friedrich Perls und Dr. Laura Perls: Entwicklung der psychotherapeutischen Methode der Gestalttherapie,
- Prof. Dr. Fritz Albert Popp: Nahrungsmittelqualität,
- Uwe Schröder: Ernährungswissenschaften im Bereich Sport und Fitness,
- Ellen und Christopher Tarnow: Lehrtherapeuten am Eichgrund Institut für Integrative Gestalttherapie.

DANKE

Mein Dank gilt all meinen Freunden, Mentoren, Lehrern und Lehrtherapeuten, den Autoren und Denkern, die mich zu meiner Arbeit inspiriert haben und dies noch immer tun. Irgendwann beim Schreiben dieses Buches wurde mir bewusst, mit was für einem großen Netz an Beziehungen, Ideen und Fähigkeiten ich verbunden sein darf. Insofern war ich bei meiner Arbeit und auch beim Schreiben dieses Buches nie allein. Allein hätte ich es weder denken noch schreiben können.

Von Herzen danke ich meinen Patienten, Klienten, Workshop- und Ausbildungsteilnehmern für ihre Präsenz, ihre Bereitschaft, mit mir zusammenzuarbeiten, ihre Bereitschaft zur gemeinsamen Entwicklung und ihr Vertrauen auf dem Weg, den sie mit mir gegangen sind und mit mir gehen.

Meinem Chefarzt Dr. med. Kartz Bogislav Baller danke ich für die Anregungen, die er mir mit seiner fachlichen und menschlichen Haltung und seiner Art, die Dinge wahrzunehmen und zu analysieren, zugänglich gemacht hat.

All meinen Kollegen in der Klinik, von der Geschäftsführung bis zu den verschiedenen therapeutischen Fachbereichen, danke ich für den so wertvollen fachlichen Austausch in einem weiten Spektrum von unterschiedlichsten Berufsfeldern.

Meinen Freunden Isabel Vogeler und Peter Elsner danke ich für ihren Rat und ihre Mithilfe beim Aufbau meiner Ausbildungsakademie und des Instituts für Embodiment.

Meiner Familie danke ich für ihre unterstützende Haltung, die zusätzlichen Blickwinkel und die Liebe, die mir eine besondere Kraftquelle ist. Durch sie wurde die SI-Methode und auch dieses Buch erst möglich.

Ich danke auch meiner Ehefrau Kirsten Ella Frankenbach, die als gelernte Erzieherin und diplomierte Sozialpädagogin über ein unschätzbares Praxiswissen verfügt und immer wieder meine engste Ansprechpartnerin ist. Unser Austausch hilft mir, tiefer zu gehen, mich zu hinterfragen und sowohl mein Wirken als auch mich selbst mehr zu verstehen.

Als meine Aufgabe sehe ich es, Menschen dabei zu helfen, sich selbst zu helfen. Erst dadurch, dass mir so viele Menschen ihre Hilfe gegeben haben, durfte auch ich Schritt für Schritt lernen, Hilfe zu leisten. Ich bedanke mich von Herzen.

ANMERKUNGEN

1 Siehe hierzu J. Bollwein: Positives Essverhalten durch Achtsamkeit, S. 262–267. Siehe auch J. Carraça: Body image change and improved eating self-regulation in a weight management intervention in women. Siehe auch T. Frankenbach: Körpererfahrung als Mittel zur Verhaltensänderung, S. 109–113.

2 Siehe hierzu A. Weiser Cornell: The Power of Focusing.

3 Siehe hierzu U. Geuter: Stichwort Embodiment, S. 125 ff. Siehe auch U. Geuter: Körperpsychotherapie. Siehe auch P. Levine: Sprache ohne Worte.

4 Siehe hierzu J. Bollwein: Positives Essverhalten durch Achtsamkeit, S. 262–267. Siehe auch T. Frankenbach: Körpererfahrung als Mittel zur Verhaltensänderung, S. 109–113.

5 Siehe hierzu T. Frankenbach: Vegetarische Ernährung.

6 Siehe hierzu T. Frankenbach: Somatische Intelligenz.

7 Siehe hierzu H. J. Greten: Kursbuch Traditionelle Chinesische Medizin.

8 Siehe hierzu J. W. Lampe: Interindividual differences in response to plant-based diets, S. 1553–1557.

9 Siehe hierzu P. Enck / T. Frieling / M. Schemann: Darm an Hirn!

10 Die vorliegende Aufstellung erhebt aufgrund der Vielfalt möglicher somatischer Marker in Bezug auf Nahrungspassung keinen Anspruch auf Vollständigkeit.

11 Aufgelistet sind mögliche Akut-, Mittelfrist- und Langzeitreaktionen.

12 Aufgelistet sind mögliche Akut-, Mittelfrist- und Langzeiteffekte.

13 Siehe hierzu D. Zeevi et al.: Personalized Nutrition by Prediction of Glycemic Responses, S. 1079–1094.

14 Siehe hierzu Y. Harari: Eine kurze Geschichte der Menschheit. Siehe auch U. Pollmer: Stresshormone.

15 Siehe hierzu C. Catassi et al: The Overlapping Area of Non-Celiac Gluten Sensitivity (NCGS) and Wheat-Sensitive Irritable Bowel Syndrome (IBS), S. 1195–1204. Siehe auch D. Schuppan et al.: Non-celiac wheat sensitivity: differential diagnosis, triggers and implications, S. 469–476. Siehe auch S. Schuppan / K. Gisbert-Schuppan: Täglich Brot: Krank durch Weizen, Gluten und ATI.

16 Siehe C. Andresen / D. Menge / P. Layer: Die Nicht-Zöliakie-Glutensensitivität, S. 78–82. Siehe auch Y. Junker et al.: Wheat amylase trypsin inhibitors drive intestinal inflammation via activation of toll-like receptor 4, S. 2395–2408. Siehe auch M. Khan et al.: Effect of Nutritional Wheat Amylase Trypsin Inhibitors on the Progression of Non-Alcoholic Fatty Liver Disease, S. 73–84. Siehe auch M. Volpicella et al.: Cystatins, serpins and other families of protease inhibitors in plants.

17 Siehe hierzu C. Catassi: Diagnosis of Non-Celiac Gluten Sensitivity (NCGS), S. 1195–1204. Siehe auch A. Fasano et al.: Non-celiac Gluten Sensitivity, S. 4966–4977.

18 Siehe hierzu K. Eagle: Hypothesis: holiday sudden cardiac death. Siehe auch K. Eagle: Toxicological effects of red wine, orange juice, and other dietary SULT1A inhibitors via excess catecholamines. Siehe auch B. Thomae et al.: Human catecholamine sulfotransferase (SULT1A3) pharmacogenetics, S. 809–819.

19 Siehe hierzu R. Harris / R. Waring: Sulfotransferase inhibition, S. 269–275. Siehe auch U. Pollmer: Stresshormone.

20 Siehe hierzu S. Gundry: The Plant Paradox.

21 Siehe hierzu A. Fritscher-Ravens / D. Schuppan et al.: Confocal Endomicroscopy Shows Food-Associated Changes in the Intestinal Mucosa of Patients With Irritable Bowel Syndrome, S. 1012–1020. Siehe auch A. Fritscher-Ravens et al.: Many patients with irritable bowel syndrome have atypical food allergies not associated with IgE, S. 108–118.

22 Siehe hierzu S. Ahmed / K. Müller: Einfluss von Lagerzeit, Licht und Temperatur auf den Solanin- und α-Chaconingehalt, S. 93–99.

23 Tabelle nach D'Adamo 2016, Eagle 2012 und 2014, Elmadfa und Leitzmann 2008, Frankenbach 2014 und 2019, Grimm 2006, Gundry 2017, Niehaus und Pollmer 2007, Schuppan 2014, 2015, 2019, Zevallos 2017. Die vorliegende Aufstellung erhebt aufgrund der großen Zahl an bereits bestehenden Erkenntnissen keinen Anspruch auf Vollständigkeit.

24 Nach Dahlke 2006, Leitzmann, Keller und Hahn 1999 und Temelie 2012.

25 Siehe Vera Zylka-Menhorn: Arzneimittelrückstände im Wasser.

26 Nach Wagner, Schröder und Peil 1997.

27 Nach Wagner, Schröder und Peil 1997.

28 Siehe hierzu B. Ahrén / J. Holst: The cephalic insulin response to meal ingestion in humans is dependent on both cholinergic and noncholinergic mechanisms and is important for postprandial glycemia, S. 1030–1038.

29 Siehe hierzu K. Pirlet: Naturheilkundliche Diätetik aus pathophysiologischer Sicht.

30 Je höher der Protein- und Fettanteil, desto länger bleibt das Essen im Magen, bevor es weiter in den Darm wandert.

31 Siehe hierzu N. Dannigkeit / G. Köster / B. Tuschen-Caffier: Prävention von Essstörungen. Siehe auch T. Heidenreich / J. Michalak: Achtsamkeit, S. 569–578.

32 Zur angeblichen »Schlechtkost« siehe T. Frankenbach: Vegetarische Ernährung.

33 Siehe hierzu U. Pollmer / M. Niehaus: Food-Design: Panschen erlaubt: Wie unsere Nahrung ihre Unschuld verliert.

34 Siehe hierzu U. Pollmer / M. Niehaus: Food-Design: Panschen erlaubt: Wie unsere Nahrung ihre Unschuld verliert.

35 Siehe hierzu J. Bollwein: Positives Essverhalten durch Achtsamkeit, S. 262–267.

36 Mehr zum antidepressiven Effekt von monotonen Bewegungen erfahren Sie in meinem Buch *Warum Läufer beharrlich sind und Surfer das Leben genießen*.

37 Außerdem können Sie die gesprochenen Übungen beziehungsweise geführten Meditationen in diesem Buch als MP3-Datei unter www.thomas-frankenbach.de.mp3 downloaden.

38 Siehe hierzu J. Kristeller / R. Wolever: Mindfulness-based eating awareness training for treating binge eating disorder, S. 49–61.

39 Siehe hierzu S. Higgs: Cognitive influences on food intake, S. 734–739.

40 Siehe hierzu E. Doubrawa / S. Blankertz: Lexikon der Gestalttherapie.

IMPRESSUM

Projektleitung: Nadine Widl

Lektorat: Dr. Peter Schäfer, Gütersloh

Herstellung: Markus Plötz

Umschlaggestaltung:
ki 36, Bettina Stickel, München

Layout:
independent Medien-Design, Horst Moser, München

Satz: Uhl + Massopust, Aalen

Repro: Ludwig Media, Zell am See

Druck und Bindung:
C. H. Beck, Nördlingen

Fotos/Illustrationen:
Swantje Dankert (Autorenfoto);
Leigh Wells/Ikon Images, Shutterstock (Cover); Shutterstock (Innenteil S. 225);

ISBN 978-3-8338-7569-4

1. Auflage 2021

Die **GU-Homepage** finden Sie unter **www.gu.de**

www.facebook.com/gu.verlag

GRÄFE UND UNZER

Ein Unternehmen der
GANSKE VERLAGSGRUPPE

QUALITÄTS G|U GARANTIE

LIEBE LESERINNEN UND LESER,

wir wollen Ihnen mit diesem Buch Informationen und Anregungen geben, um Ihnen das Leben zu erleichtern oder Sie zu inspirieren, Neues auszuprobieren. Wir achten bei der Erstellung unserer Bücher auf Aktualität und stellen höchste Ansprüche an Inhalt und Gestaltung. Alle Anleitungen und Rezepte werden von unseren Autoren, jeweils Experten auf ihren Gebieten, gewissenhaft erstellt und von unseren Redakteuren/innen mit größter Sorgfalt ausgewählt und geprüft.

Haben wir Ihre Erwartungen erfüllt? Sind Sie mit diesem Buch und seinen Inhalten zufrieden? Wir freuen uns auf Ihre Rückmeldung. Und wir freuen uns, wenn Sie diesen Titel weiterempfehlen, in ihrem Freundeskreis oder bei Ihrem online-Kauf.

Sollten wir Ihre Erwartungen so gar nicht erfüllt haben, tauschen wir Ihnen Ihr Buch jederzeit gegen ein gleichwertiges zum gleichen oder ähnlichen Thema um.

KONTAKT ZUM LESERSERVICE

GRÄFE UND UNZER VERLAG
Grillparzerstraße 12
81675 München
www.gu.de

Wichtiger Hinweis

Die Gedanken, Methoden und Anregungen in diesem Buch stellen die Erfahrungen bzw. Meinungen des Autors dar. Sie wurden von ihm nach bestem Wissen erstellt und mit größtmöglicher Sorgfalt geprüft. Sie bieten jedoch keinen Ersatz für persönlichen medizinischen Rat. Jede Leserin, jeder Leser ist für das eigene Tun und Lassen auch weiterhin selbst verantwortlich. Weder Autor noch Verlag können für eventuelle Nachteile oder Schäden, die aus den im Buch gegebenen praktischen Hinweisen resultieren, eine Haftung übernehmen.